「生まれてきてくれてありがとう」

発達障害児施設の現場から

《重症心身障害児施設施設長》

許《こ》斐《のみ》博《ひろ》史《し》

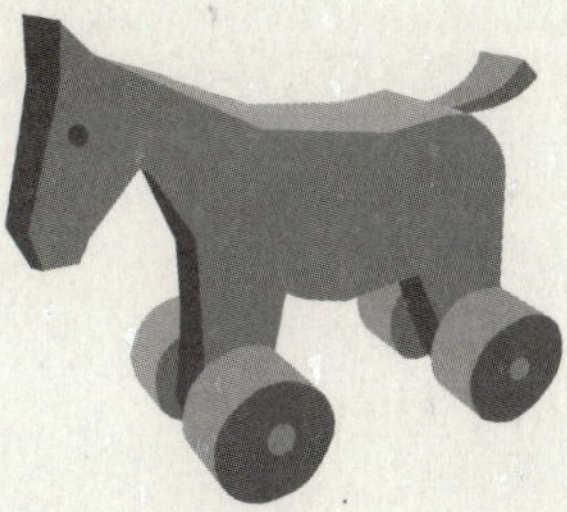

三宝出版

生まれてきてくれてありがとう

——発達障害児施設の現場から

はじめに

◎脳神経の難病を抱える発達障害児

私は、生まれつき身体や精神に障害を持っている子どもたちの専門病院、中川《なかがわ》の郷療育《さとりょういく》センターで小児科の医師をしています。

病棟《びょうとう》には、現在六十七名の重度発達障害者が入院されています。患者さんの病気は、脳《のう》性麻痺《せいまひ》、先天性奇形症候群《せんてんせいきけいしょうこうぐん》、先天性代謝異常症《たいしゃいじょうしょう》、染色体異常症、脳炎・髄膜炎後遺症《ずいまくえんこういしょう》、難《なん》治性《ちせい》てんかんなど、言葉も自由に話すことができず（重度の知的障害）、かつ手足も自由に使うことのできない（重度の身体障害）、重度の神経難病がほとんどです。

また、発達障害児の専門外来には、毎日六十名以上の子どもたちが診療や訓練に通院しています。訓練は理学療法、作業療法、言語聴覚療法など、手足を自由に動かせるようにする訓練や、言葉を話せるようにする訓練です。

外来患者さんは、重症児のみならず、知的障害、広汎性《こうはんせい》発達障害（自閉性障害、アスペルガー症候群など）、学習障害（ＬＤ）、注意欠陥多動性《けっかんたどうせい》障害（ＡＤＨＤ）、発達性言語障害、発達性協調運動障害、境界《きょうかい》知能の子どもたちもいます。これらの子どもたちの数は決して少なくはなく、全国に数十万人、少なく推測しても全児童の五~一〇%、学校のクラスに一人や二人は必ずいるといわれています。

言葉が出ない、友だちとコミュニケーションが取れない、食べられない、嘔吐《おうと》を繰《く》り返す、夜中に起きて大騒《さわ》ぎをする、多動で目が離せない、パニックで手がつけられなくなる、自分を傷つける(自傷《じしょう》行為)、学校でいじめられている、仲間はずれにされている、授業中に教室を歩き回る、学校や家庭で暴力をふるう、学校に行かない……。このようなお子さんを抱《かか》えたご両親たちは、わが子にどのように関わってゆけばよいのか、どのように未来への道をつけてよいのかと大変苦しんでいらっしゃいます。疲れ果てながらも、最後の頼《たの》みの綱《つな》にすがるようなお気持ちで、診察に来られます。

子どもたちが抱える病、そしてご両親が抱える苦しみ……。私自身、その切実《せつじつ》な訴《うった》えに接するたびに、少しでも何とかして差し上げたいという強い気持ちが湧《わ》いてきます。そのような想いから、六年ほど前より、現在の病院で、マットと小さな机とおもちゃだけを置いた五~六畳の小さな部屋で診療を始めました。今思えば、手探りの医療実践《じっせん》でした。薬

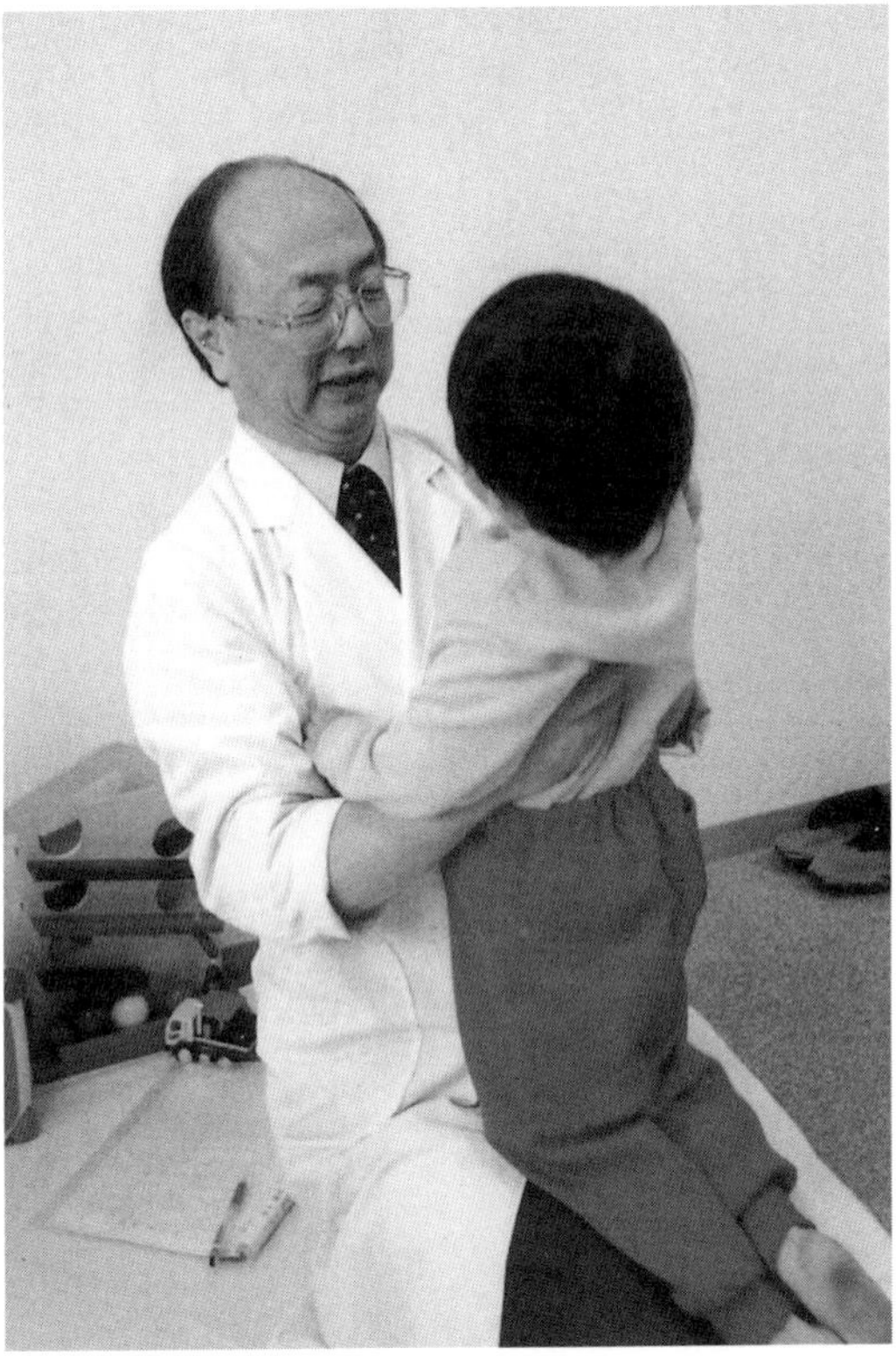

診察室での子どもとの出会い

を与えれば、不眠や興奮状態は一時的に改善することはありますが、根本的治療にはほど遠い状態です。また、薬が幼い子どもたちの心身に与える影響も少なくありません。一体、どうすればよいのか……。子どもやお母さんの苦しみに何とか応《こた》えたいと願いつつも、出口を探しあぐねて身動きが取れない状態が長く続きました。ときには、この仕事は自分には向いていないのではないかと思うこともありました。当時は、問題の困難さや深刻さに押しつぶされて、「生まれつきの神経の重い病気はどうにもならない」「こんな重い問題は到底《とうてい》引き受け切れない」と心の中でつぶやくようになっていました。

◎私たちが変わったとき、子どもに劇的な変化が起こる

しかし、何百回、何千回と子どもたちと出会いを重ねた二〇〇一年頃より、思いがけずまったく新しい道が開けてきたのです。子どもたちの問題を、親や私（著者）自身が自らの問題として引き受け、私たちが自らの感じ方・受けとめ方を変え、そして子どもたちとの関わりを変えていったとき、劇的な変化が子どもたちに現れることを何度も経験したからです。

それは、それまでの人生で経験したことのない不思議な体験の連続でした。私は、その

医療実践を通して、「親や医療者が変わることによって親子の絆《きずな》が再生されたとき、子どもが抱える様々な難問に解決の道がつく」という確信を持つようになりました。

それは、それまで私がごく自然に抱《いだ》いていた感じ方や考え方――「生まれつきの神経の重い病気はどうにもならない」「こんな重い問題は到底引き受け切れない」――が砕《くだ》かれてゆく歩みでもありました。そして、「たとえどんなに障害が重い子どもでも、心より信じて、全力で関わってゆけば必ず成長する」「親や教師・医師・看護師・保育士たちの関わり方が、子どもたちの未来に決定的な影響を与える」という、新しい感じ方、考え方へ転換していったのです。

◎誰にも開かれている新しい解決の道

本書では、そのような医療実践の一端を紹介しています。かつては手も足も出なかった難問に、新しい解決への道を見出《みいだ》せたのは、ひとえに「TL（トータルライフ）人間学」（一九頁参照）を提唱《ていしょう》される高橋佳子《けいこ》先生との出会いがあったからこそでした。そして、高橋先生との出会いによって私の中に世界との深い絆の実感が生まれ、子どもたちの問題と自分自身を切り離さず、泣き笑いしながらも一緒に解決の道を探す挑戦ができたからだと思っています。

それは、すべての人に平等に開かれている新しい解決の道であり、困難な問題を解決する鍵《かぎ》はその問題に関わる一人ひとりの中に隠《かく》されているのだと確信しています。そのことを読者の皆さんとご一緒に見つめ、体験してゆきたいと思います。

私は、障害を持つお子さんを抱え、悩んでいらっしゃるご両親に出会ったとき、いつもこのようにお伝えしています。

「よくいらっしゃいました。今まで大変だったでしょう。よく分かりますよ。もう安心してください。私たちは決してあなた方を一人にはしません。一緒に歩んでゆきましょう。そして、決してあきらめないでください。希望を捨てないでください。あなたのお子さんはまだお母さんも知らないような素晴らしい可能性を抱いています。その可能性を引き出す鍵は、お母さん自身が握《にぎ》っているのです」と。

本書のタイトル――『生まれてきてくれてありがとう』は、子どもたちに向けて、私の心の深奥から溢《あふ》れてくる率直な言葉であると同時に、すべての親御さんが抱いていらっしやるお気持ちを託《たく》したものです。

本書は四つの章で構成されています。第一章では、発達障害児医療の現場へと導かれた私自身の原点とその後の診療活動について、続く第二章では、私の医療実践の一端をお母さんの体験記を交《まじ》えてご紹介します（本書の事例中の名前はすべて仮名。ご本人の許可を頂いて掲載）。障害を抱えた子どもはもちろんのこと、ご両親がどれほど苦しみ悩んでいらっしゃったか――。その中で一縷《いちる》の望みを託すようにして取り組まれた実践の数々は、同じ苦しみを抱える方々への大きな励《はげ》ましになると確信しています。さらに第三章では、その実践の基にあるＴＬ人間学のまなざしや子どもに出会うときの具体的ポイントについて、第四章では、これまで多くの方々から伺《うかが》ったご質問をＱ＆Ａ形式でまとめています。

本書が、育児や教育に悩んでいらっしゃるご両親、また教育現場の先生や医療関係者の方々に少しでもお役に立つならば、それは望外の幸せです。

二〇〇五年二月

許斐博史《このみひろし》

目次

はじめに　3

第一章　医師である前に一人の人間として　17

第二章　信じて関われば、子どもは必ず輝く――お母さんたちの新たな挑戦　31

1　お母さんが変わることによって、自閉症の子が驚異的に成長　32
――落ち着きがなく乱暴におもちゃを投げる一歳十一カ月男児《精神遅滞、自閉症》

2　子どもからのSOSを受けとめる　40
――奇声を発し、周囲の人たちを引っかいていた二歳九カ月男児《精神遅滞、自閉症、協調運動障害》

3　心からの「愛している」というメッセージに、子どもは応えてくれる　55
――多動で診察室より走り出してしまう五歳十カ月男児《精神遅滞、自閉症、多動性障害》

4 お母さんが信じて関われば、必ず子どもは成長する 66
――目覚ましい知的発達を遂げた二歳十一カ月男児《中等度精神遅滞、自閉症》

5 薬を減らしながら、てんかん発作が改善されてゆく道がある 76
――てんかん発作で診察室を訪れた十五歳女児《難治性てんかん、中等度精神遅滞、心理的ストレスによる心因反応》

6 どんなに重い障害があっても、必ずコミュニケーションはできる 90
――一カ月以上、夜間一睡もせずに大騒ぎする三歳九カ月男児《重度精神遅滞、情緒障害、てんかん、協調運動障害》

7 重度脳性麻痺の子が、コンピューターで想いを語り始めた 95
――全介助が必要で言葉もしゃべれない十一歳男児《アテトーゼ型脳性麻痺》

8 あるがままの現実を受け入れて愛したとき、子どもの成長が始まった 112
――誕生直後に大脳と脊髄に重い障害が生じた二カ月半女児《新生児期の脳梗塞・横断性脊髄損傷後遺症による下半身麻痺》

9 重い知的障害があっても、魂の感性ははたらいている 121
――摂食障害、過換気症候群を繰り返す二十歳女性《レット症候群、精神遅滞、てんかん、協調運動障害》

10 「何で私だけがこんな不幸を背負うのか」という想いの奥に強い願いがあった　133
――重いてんかん発作がなくなり、聴力障害が治癒した一歳一カ月男児
《精神遅滞、てんかん、協調運動障害、難聴》
11 重い障害を抱えたこの子がいたからこそ、「今の私がある」　150
――停留精巣の手術後、一カ月以上も嘔吐を繰り返した十歳男児《脳性麻痺、精神遅滞》
12 自閉症が改善してゆく鍵は、「受発色」の転換にある　164
――攻撃的行動があって診察室を訪れた五歳三カ月男児《アスペルガー症候群、協調運動障害》

第三章　子どもと出会うときに大切なこと――三つの理念と九つの鍵　177

1 トータルライフ医療とは――TL人間学に基づく医療実践　178
2 子どもと出会うときの基本理念　179
(1) 障害をトータルにみる――心と身体をトータルにみる
(2) 子どもは親を映す鏡――病は「呼びかけ」
(3) 信じて関われば必ず伸びる――自然治癒力を引き出す

3　子どもと出会うときの九つの鍵　184
(1) 子どもの可能性を信じましょう
(2) 病は呼びかけ――子どもは周囲の人の心を映す鏡
(3) 一人の人間として共感する心を大切にしましょう
(4)「愛されている」という実感が集中力を高め、成長を促します
(5) 子どもの言葉や気持ちをよく聴きましょう
(6)「恐怖・焦り・不安・あきらめ」などの否定的な感情を子どもにぶつけることをやめましょう
(7) 子どもの心の中に思い切って飛び込み、私たちの感動を伝えましょう
(8)「子どものすべてを引き受ける」という明確な意志を立ち上げましょう
(9) 家庭や兄弟姉妹などの状態も常に観察しておきましょう

第四章　Q&A――発達障害児についての疑問に答える　195

Q1「どのようにしたら、子どもの言葉が増えるのでしょうか」　196

Q2「子どもが親や先生の言うことを聞かなくて困っています」198

Q3「どうしたら落ち着くのでしょうか、
集中力がつく効果的な薬はあるのでしょうか」201

Q4「子どもをどのように叱ったらよいのでしょうか」202

Q5「私の育て方が悪いから、このような子どもになってしまったのでしょうか」205

Q6「深夜、おびえたようにうなされたり、何度も起きて泣いたりします。

どのようにしたらおさまるのでしょうか」207

Q7「どうしても子どもに愛情が持てません。私はだめな母親なのでしょうか」211

Q8「子どもが学校の授業についていけません。勉強をさせようとするのですが、
やる気がなくて困っています。やる気を起こすよい方法はありませんか」216

Q9「幼稚園や学校に行きたがりません。どう対処したらよいのでしょう」219

Q10「偏食がひどくて心配です。治すよい方法はないでしょうか」220

Q11「突然、奇声や大声を発したり、乱暴したりして困っています。

そのようなとき、どうしたら静かになるのでしょうか」223

Q12「弟や妹、ときには母親にも乱暴をはたらくのですが、どうすればよいのでしょう」226

Q13「こだわりが強くて一つのことをいつまでも繰り返しています。やめさせなくてもよいのでしょうか」228

Q14「いつもゲームやビデオに夢中になっています。そのままさせておいてよいのでしょうか」233

Q15「なぜ、パニックを起こすのですか。また、パニック時の対応を教えてください」236

Q16「一人遊びが多く、友だちとうまく遊べません。どうすればよいのでしょう」238

Q17「広汎性発達障害（自閉症）はどのような障害ですか」241

Q18「精神遅滞、自閉症、学習障害（LD）、注意欠陥多動性障害（ADHD）の違いについて教えてください」243

Q19「広汎性発達障害（自閉症）や注意欠陥多動性障害（ADHD）に薬は有効ですか。また、どのような薬を飲ませたらよいのでしょう」245

Q20「精神遅滞、自閉症、学習障害（LD）、注意欠陥多動性障害（ADHD）などの疑いのあるときは、どこで診断や治療を受けたらよいのでしょうか」247

Q21「幼くして死んでゆくわが子と、どう向かい合えばよいのでしょうか」249

おわりに　258
主な参考文献　262
著者プロフィール　263

第一章　医師である前に一人の人間として

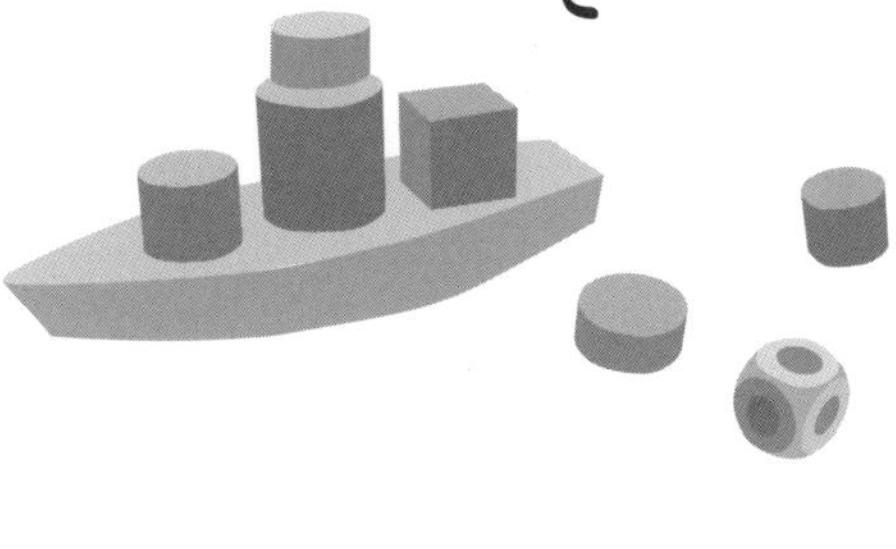

○「何か違う……」——最先端の医学研究に感じた違和感

私は、初め小児科の医者として臨床《りんしょう》研修をスタートしましたが、その後、医学研究者として大学や厚生省（当時）管轄《かんかつ》の国立の研究所で、長い間、タンパク質や遺伝子の研究をしていました。恵《めぐ》まれた独立の研究環境を与えられ、タンパク質や遺伝子レベルで難病を研究することに心は躍《おど》り、それは大変に興味深いものでした。

特に米国留学時代は、最先端の医学研究を世界のトップの研究者たちと行うことができ、私にとって貴重な体験となりました。また、研究がうまくいって同僚の医師から賞賛《しょうさん》を受けることも、私には心地よい刺激でした。まさに人生は順風満帆《じゅんぷうまんぱん》といった感じで進んでいました。

しかし、あるとき、私の心の奥深いところで、「何か違う、何か違う……」と疼《うず》くような違和感《いわかん》が生まれてきたのです。欧米の最先端の研究に接するうちに、当然のことのようにそこに流れていた二十世紀科学のパラダイム（枠組《わくぐ》み）——「肉体や目に見えるものが世界のすべて」「ヒトの精神活動は神経伝達物質ですべて説明がつく」「遺伝子を解明すれば、生命現象をコントロールできる」という考え方に対して、ある種の違和感を覚え始めたのです。

そして、例えば、クローン人間の実験であろうと、「どんなことでもやってしまう可能性のある世界」にも危《あや》うさを感じました。

私は、たとえヒトの遺伝子が一〇〇％解明されたとしても、物質とはまったく異質な人間の精神は解明できないのではないかと感じました。現代科学がさらに発展し、膨大《ぼうだい》な人的、物的エネルギーを費《つい》やして病気のメカニズムが精緻《せいち》に解明されたとしても、悩み苦しんでいる人々の苦悩を解消するには至らない――。ましてや、自分の研究が脚光《きゃっこう》を浴《あ》びれば浴びるほど、現実の世界で病に苦しみ、呻吟《しんぎん》している人たちとの距離が遠くなってゆくように感じたのです。

研究者の世界は熾烈《しれつ》な競争社会です。世界の痛みに応《こた》えることよりも、どうしても研究者として自分自身の業績を上げることに傾《かたむ》きがちになり、そのために研究費の獲得《かくとく》に血眼《ちまなこ》にならざるを得ない状況にも強い違和感を覚えました。

最初はささやかだった「何か違う……」という違和感は、私の心の中で次第に強くなってゆきました。そして私は、「何を捨てて、何を選択《せんたく》すべきか」と真剣に悩むようになりました。

このまま研究者を続けてゆけば、安定した地位や名誉が与えられることは明らかでした。

しかし、そのときすでに、かつてあれほど手応《てごた》えを感じていた一流の医学雑誌に論文を発表することにも、興味がなくなってしまっている自分に気がついたのです。そして、ついに研究者としてそれ以上仕事を続ける動機と意欲を持続することができなくなり、私は研究者を辞《や》める決意をしました。

研究所の上司からは、「どうして辞めるの？　もったいない」と引きとめられました。しかし私は、「患者さんの痛みに直接応えたい」という、疼くような想いに従って、四十一歳のとき、思い切って発達障害を持つ子どもたちの医療現場に飛び込んでいったのです。

○希望と挫折の中で――ＴＬ人間学との衝撃的な出会い

そのような気持ちで飛び込んでいった病院でしたが、想像した以上に現場は大変でした。身体を自由に動かすことができず、しゃべることもできない子どもたちが大勢いました。ちょっとした刺激で、全身にけいれんを起こしてしまう子どもたちもいました。そして、患者さんの死に何度も立ち会いました。亡くなられたお一人お一人の顔……そのときのことは、今でも鮮明《せんめい》に覚えています。

どうしても治《なお》らない多くの患者さんたちを前に、私はどのようにしたらよいのか分からず、手も足も出ない状態が長く続きました。しかし、研究所を飛び出してしまった私は、もはや医学研究者としての道に戻ることもできませんでした。かつての同僚や後輩たちが、大学教授や研究所の部長になってゆく姿を横目で見ながら、やがて学会に参加することもなくなってゆきました。そして、いつしか「生まれつきの神経の重い病気は治らない」「私は、応えられない……」と、つぶやくようになっていたのです。その頃の私は、気を紛《まぎ》らわすために毎晩のように酒を飲み、荒れた投げやりな生活が続いていました。

そのようなとき、私の人生にとって決定的な転機が訪れたのです。一九九六年十月、TL（トータルライフ）人間学（二九頁参照）を提唱《ていしょう》する高橋佳子《けいこ》先生との出会いでした。

――私たち人間は悠久《ゆうきゅう》の時を生き通す魂存在であり、その魂に強く刻んだ願いを成就《じょうじゅ》するためにこの世界に生まれていること。その私たちが、どのように魂として成長を果たし、願いを生きてゆくことができるのか、その精緻な理論と確かな実践《じっせん》の道すじ――。人間と人生、世界の実相《じっそう》を解き明かされる高橋先生の一言一言に、私は強い衝撃《しょうげき》を受けました。長い間忘れていた大切なことを思い出したような感覚でした。そのとき私は、「高橋先生に師事《しじ》し、TL人間学を基とした医療実践、トータルライフ医療を実践してゆきたい」と強く決心したのです。

◯看護師から指摘された「一九〇項目」――浮き彫りになった私の足りない点

TL人間学の実践に取り組み始めておよそ半年後の一九九七年四月、私は「重症心身障害児施設を新しく開設するので手伝ってくれないか」という誘いを受けました。私は自分を必要とする人たちがいるのならぜひ行きたいと思って、単身でその場に飛び込み、施設の立ち上げに携《たずさ》わりました。ゼロからのスタートで、困難の連続でしたが、約六十名の重症の入院患者と在宅の発達障害者の責任を一身に背負って、無我夢中《むがむちゅう》で診療活動を始めました。

そのような中、私の人生に決定的な影響を与えた二つの事件に遭遇《そうぐう》したのです。一つは施設が開設して一年三カ月が経過した一九九八年七月中旬、病棟《びょうとう》全体に感染症《かんせんしょう》が広がり、特に四名の重症者全員が生命の危機に瀕《ひん》する事態に陥《おちい》ったときでした。

私はキリキリの状況で、「この重症児の魂や命をお守りするためにやってきたのに、命すらも守ることができない、一体何をしていたのだ、申し訳ない……」という強い後悔が溢《あふ》れてきました。同時に、「自分の命に代えてでも、何としてもこの子たちを守りたい」と、一心に祈り続け、子どもたちや場と共に呼吸をするように一体となって、あらゆる手を尽くしながら無我夢中で数日間を過ごしました。

すると、その祈りの時を境《さかい》として、病棟中の子どもたちの病状が一斉《いっせい》に改善し始めたのです。そのとき私は、「自分を遙《はる》かに超える力がこの世界には存在しており、人間は祈りによってその力と響き合うことができる」と実感せずにはいられませんでした。

四十歳過ぎまで二十世紀の科学研究の最前線で旗を振っていた私にとって、これはとても衝撃的な出来事であり、世界がひっくり返るような体験でした。

もう一つは、一九九九年十二月（開設後二年半）に、重症児病棟の看護師が、突然六人も同時に辞めてしまい、病棟閉鎖の一歩手前まで追い込まれたときでした。

最初、私はなぜこのような事態になったのか、その原因が分からず、「二年半、一生懸《けん》命《めい》やってきたのに、なぜ――。無責任な人たちだ、許せない」と怒りながら、病棟の責任者を替えたり、スタッフの緊急採用をしたりして必死で対応に当たりました。

しかしその後、「原因をはっきりさせなければいけない」とTL人間学を共に学ぶ友人からのアドバイスを受け、私は、一体自分に何が足りなかったのか、辞めていった看護師一人ひとりに聞かせていただくことにしたのです。

そのとき、私はありとあらゆることを指摘されました。

たとえば、「先生は、プライドばかりが高く、実質が伴《ともな》っていない」「看護師の能力によって接する態度が異なる」「療育《りょういく》目標会議は先生の自己満足だった」……等々、全部で一九〇項目もの私の足りない点が上がってきたのです。最初は、「バカにするな、俺がいるから、この施設が動いているのではないか」という想いがふつふつと湧《わ》いてきました。

しかし、後で冷静になってその一つ一つを点検してみると、納得することばかりでした。

このとき、すべての問題の原因は、人や出来事に対して「俺《おれ》はできる、俺は分かっている」という、〈優位〉に立って受けとめ、〈支配／差別〉で関わるという自分の想いと行いの傾きにあったことをはっきりと見てとることができました。それは、高橋先生が示された「受発色《じゅはっしき》」（「受」とは受信＝出来事や事態を感じ、受けとめること。「発」とは発信＝思い考え行為すること。「色」とは、その結果として生まれた現実。一七二頁参照）という私たちの内界（心）と外界（現実）とを結ぶ新しいまなざしを学んだおかげでした。〈孤立〉してしまうのも当然のことだったのです。今思えば、まさにすべての問題が、芋《いも》づる式のように、根底でその一つの原因につながっていたのです。

正直なところ、私はそれまで漠然《ばくぜん》と「自分は良い人」と思っていたので、自分の実態に気づいたときには愕然《がくぜん》としました。「何て自分は愚《おろ》かなのだろう……、申し訳ない。二度とこのようなことは繰《く》り返したくない……」と、後悔とともに固く決心しました。

しかし、そのことは、頭ではよく分かったものの、なかなか心が納得しませんでした。何日も食事が喉《のど》を通らず、悶々《もんもん》とした日々が続きました。

そのようなある朝のこと、私は高橋先生の著作『祈りのみち』（三宝出版）にある「逆境・障害のなかにあるとき」の祈りの言葉をもとに、自分の想いを振り返っていました。そして、「何も知らずに歩き始めたこの道。迷わずに、間違わずに、どうして進んで行けるだろう。……」という言葉に出会ったその瞬間、「あー、そうか、そうなのだ！」と、心の中より突き上げてくる想いと共に涙が止めどなく溢《あふ》れてきました。

「人間は間違うものだ。しかし、それでも生かされ、支えられている——。何とありがたいことだろうか」。そのような想いが噴《ふ》き出してきたのです。そして不思議なことに、その時を境として、気持ちはすっきりして、元気になってゆきました。

その後、私は、「自分は分かっている」という優位の想いを止めるように努力し、一人ひとりの意見を聞き、職場の環境を整えるよう努めてゆきました。そうすると、辞める看護師がいなくなり、各種の会議や委員会が整備されて、幹部職員が中心となって皆で施設運営を支える体制がつくられてゆきました。また、子どもたちへの治療や訓練について検討する療育目標会議も、定期的に開催されるようになり、入院している重症児に関する意見交換も活発に行われるようになっていったのです。

○ＴＬ人間学に基づいてライフスタイルを整え、新たな医療に挑戦する

かつて、高橋先生が死を間近にした重病の方と対話される姿を拝見したことがありま

す。永遠の時を生きる魂存在としてその方を受けとめ、不安や恐怖、孤独感などの心の空《くう》洞《どう》を癒《いや》し、深い慈愛《じあい》を注《そそ》いで全身全霊で関わられる高橋先生。そして千々《ちぢ》に乱れていた心が鎮《しず》まり、深い安らぎと心の輝《かがや》きを取り戻してゆかれる患者さんの姿――。そこには、私がそれまでの人生でまったく経験したことのない深い癒しと再生がありました。私は、自分の診療スタイルとあまりにもかけ離れていることに愕然とすると同時に、「私も、何としてもあのような実践がしたい」と強く憧《あこが》れました。高橋先生の姿に少しでも倣《なら》いたいと願ったのです。このときの衝撃が、今の私の原点となっています。

その後私は、日々の生活を祈りをベースとしたものに工夫して変えてゆきました。モヤモヤした気持ちになったら、必ず「止観《しかん》シート」（高橋先生が創案された、無自覚になっている一瞬一瞬の心の動きを見取り、内界《ないかい》を見つめるまなざしを育むためのシート。高橋佳子著『グランドチャレンジ』三宝出版、一九三頁を参照）に取り組み、『祈りのみち』（前掲）の祈りの言葉によって心を見つめます。そうすると自分が何にこだわっているかが見えてきて、本当の自分の気持ちを思い出すことができます。

このような新たな生活を始めて最も変化したのが、子どもたちとの関わりだと思います。

私は子どもに出会うときに、必ずその子の目線に合わせて「こんにちは、よく来たね、待っていたよ」とあいさつをします。別れるときには、「今日は来てくれてありがとう。楽しかったね、また来てね、約束だよ」と明るく、心を込めて、大きな声でお辞儀《じぎ》をしながら伝えます。そのようにしていると、どんなお子さんでも（たとえば、診察中眠っているような子やまったく言葉が理解できないと考えられるような子どもでも）、「ハッ」として目を開いて私を見てくれたり、にっこり笑ってくれたりするときもあります。それを診察のたびに繰り返してゆきますと、子どもとの間に一体感が生まれてきます。すると、診察室の外で泣き叫んでいる子が診察室に入ってきたとたん急に静かになったり、走り回っていた子が穏《おだ》やかになったりするのです。

このような出会いを一心に続けていると、「私がこの子たちをお世話させていただいているのは、この子たちとの魂の約束に違いない。そのために、この子たちは長い時間をかけて来てくれているのだな」と思えて、胸がいっぱいになります。そして、心の底より「ありがたい」という感謝の想いが溢れてくるのです。

しかし、まだまだ未熟で、足りない点も多々あります。出会うお一人お一人の身体の痛みが癒されるだけでなく、その方の魂の可能性が開かれて、元気になっていただけるように、これからも、さらに精進《しょうじん》を続けてゆきたいと願っています。

【ＴＬ（トータルライフ）人間学】
高橋佳子氏が提唱するＴＬ人間学は、人間は永遠をかけて深化・成長する魂存在であり、大いなる存在との絆によって生かされている存在である、という人間観に基づいています。人間がこの世界に生まれてくるのは、内（心）と外（現実）をつなぐ心の働きによって、魂の深化（人間復興）と世界の調和（世界復興）を果たすためであり、ＴＬ人間学には、誰もがその目的をより深く生きることを願いとして、研修と実践のステップが用意されています。ＴＬ人間学を基とした活動は、医療のみならず、経営・教育などさまざまな分野で展開されています。くわしくは、トータルライフ総合事務局（電話〇三―五八二八―二九五八）までお問い合わせください。

第二章　信じて関われば、子どもは必ず輝く

——お母さんたちの新たな挑戦

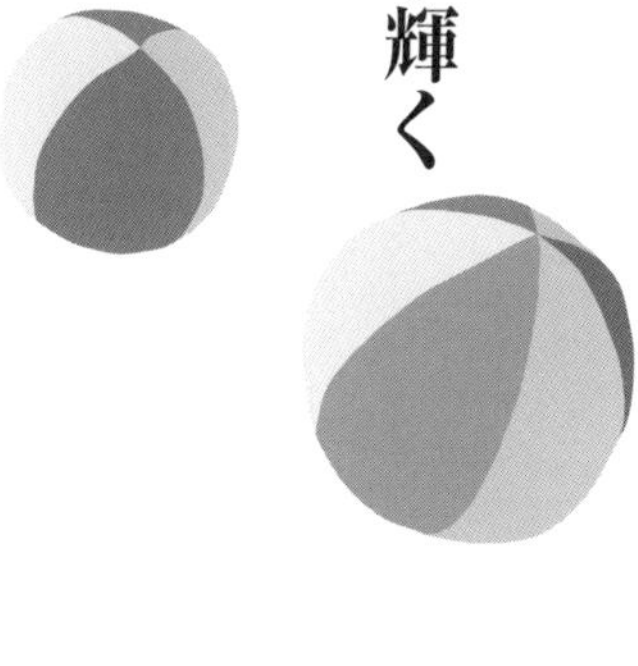

1 お母さんが変わることによって、自閉症の子が驚異的に成長

――落ち着きがなく乱暴におもちゃを投げる一歳十一カ月男児

《精神遅滞《ちたい》、自閉症》

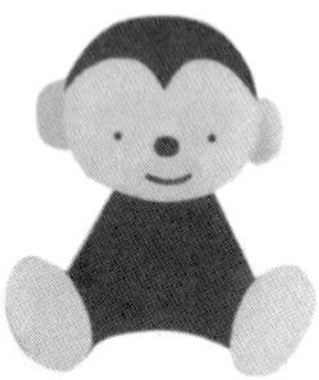

○物を投げる誠也君と不安そうなお母さん

私が初めて橋田誠也《せいや》君と出会ったとき、誠也君は落ち着きがなく、じっとしていられず、どこに行ってしまうか分からないお子さんでした。物をよく投げ、視線が合わず、少しだけ言葉を話すけれども、独《ひと》り言のようなしゃべり方をするということで、一歳十一カ月のときに私のところに来られたのです。私は「精神発達の遅れ（精神遅滞）と自閉症」と診

断しました。

自閉症は、人や世界と関わることができない子どもの病気です。お母さんも、一人っ子の誠也君に対してどのように接してよいのか分からず、硬《かた》い表情をされていました。

私の言っていることにほとんど関心を示さず、顔を見ようともせず、独り言をしゃべりながら、乱暴におもちゃを投げる誠也君――。そして、お母さん自身も伏《ふ》し目がちで、周囲に心を開くことができず、戸惑《とまど》い、苦しんでいらっしゃる姿に、私はとても心が痛みました。

しかし、同時に私は、誠也君が時おり見せる集中力のある視線や動作に、「誠也君は潜在的《せんざいてき》に力のある子だ」と彼の中に大きな可能性を感じたのです。そして、その可能性を何とか引き出してあげたい、お母さんにも明るく元気になっていただきたいと願わずにはいられませんでした。

私はお母さんにこのように語りかけました。

「お母さんと誠也君はつながっているのですよ。誠也君の可能性を信じて、真剣に関われば必ず伸びてきます。スキンシップや声かけなど、具体的に誠也君とのコンタクトの時間を多く取りましょう」

言葉も少なく、見るからに不安そうな様子だったお母さんでしたが、「はい、分かりました。よろしくお願いします」とおっしゃり、この日からお母さんと誠也君との二人三脚《ににんさんきゃく》の歩みが始まりました。

○お母さんの気づき――「実は私、この子を抱けなかったんです……」

その後、誠也君とお母さんは、三～四カ月に一度のペースで、外来診療に通《かよ》い続けてくださいました。私は、診察をするとともにお母さんのお話を伺《うかが》い、そのお気持ちを深く受けとめようと関わりを続けていました。

また、月に二～三回の訓練にも通い続け、作業療法士や言語聴覚士の懸命《けんめい》な関わりの中で、言葉の訓練や手足を使った訓練も続けられました。

そのような歩みの中で、初診より約二年が経過した頃《ころ》には、お母さんはずいぶん自由にお話しされるようになり、誠也君もだんだんと言葉が出てくるようになっていました。

ある日のこと――。私は、「誠也君も最近よくなってきましたね。何か変わったことなどありませんか」と、お母さんからお話を伺っていました。その中で、お母さんはふと「……実は私、この子を抱《だ》けなかったんです……」と、涙ながらに語り始められたのです。

――誠也君がお腹にいるときから、ご主人のお母様が嫌《きら》いだったこと。特に、出産後に約一カ月間、そのお母様が自宅に滞在されたとき、まったく家事や育児を手伝ってもらえず、嫌いでたまらなかったこと。そのために、ご主人も嫌いになってしまった。そして、生まれた誠也君がご主人とよく似ていたために、今までかわいいと思えず、しっかりと愛情を込めて関わることができなかった――。

「……先生、分かりました。だから私は、この子が抱けなかったんですね。この子に対して申し訳ないことをしたと思います。これからは、本当に心を込めて育ててゆきたい」と、心情を吐露《とろ》されるお母さん――。私は、良い悪いという判断はせずに、ひたすらお母さんのお話に耳を傾け、お気持ちを深く受けとめようとしていました。

この出会いの後、お母さんは別人のように明るく強くなってゆかれました。ご主人にも臆《おく》することなく意見を言えるようになったそうです。また、積極的に市の療育《りょういく》機関や病院の訓練に通ったりして、熱心に誠也君の療育を続けられました。

そして、お母さんが変わったその時期を境《さかい》として、誠也君はぐんぐん伸びていったのです。その後、誠也君は普通小学校に入学し、現在も元気に通学しています。

○お母さんの気づきと誠也君の成長は、同時に起こった

誠也君の発達の経過を分かりやすく示したのが、図1です。初診時の頃、誠也君の言葉の発達（言語理解や発語）や対人関係は、発達指数（ＤＱ）として二〇～三〇程度でした。発達指数や知能指数（ＩＱ）は八〇～一二〇が正常値で、たとえば三歳児で発達指数が二〇～三〇ということは、実際は一歳前くらいの発達状態であることを表しています。

図1をよく見ると、訓練を開始して徐々に言葉や知能が伸びてきていますが、お母さんの気づきと誠也君への関わり方が変化したときを境として、誠也君の成長曲線が急速に上向いています。

そして、五歳以降は正常値を超えて、知能指数一二〇～一四〇のレベルまで成長していったのです。五歳すぎの頃、「許斐《このみ》先生、こんにちは！」と元気な声で診察室に入ってきた誠也君と、その様子をうれしそうに見ていたお母さんの姿を今でも鮮烈《せんれつ》に覚えています。

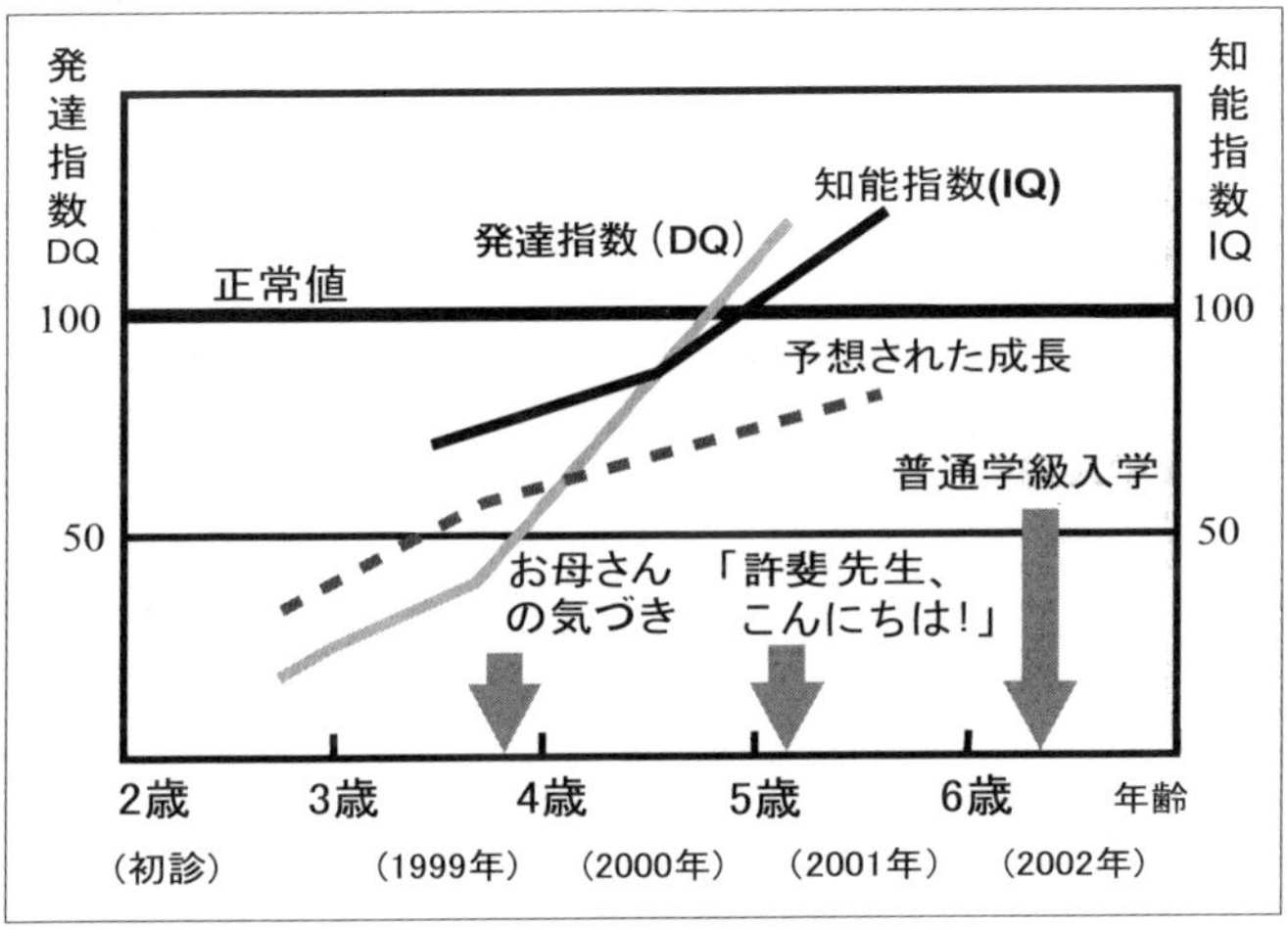
発達指数 DQ
知能指数 IQ
知能指数(IQ)
発達指数（DQ）
正常値
100
100
予想された成長
普通学級入学
50
50
お母さんの気づき
「許斐先生、こんにちは!」
2歳（初診）
3歳
4歳（1999年）
5歳（2000年）
6歳（2001年）
年齢
（2002年）

図1　橋田誠也君の経過

お母さんは、「この子は今でも友だちをつくるのは苦手ですが、多くの方の支えがあってここまで成長することができたことに感謝しています。これからも問題は起こると思いますが、しっかりとこの子を見守ってゆきたいと思います」とおっしゃっています。

○誠也君が急速に成長し始めたきっかけ

誠也君が急速に成長し始めたきっかけは、お母さんが誠也君を抱けなかった原因を発見し、誠也君への関わり方が変わったことです。

お母さんが涙ながらに語られた「この子を抱けなかったのです」という言葉――。それは、お母さんが心の中に痛みとして長い間封印《ふういん》していた意識を、勇気を持って見つめたことから生まれた言葉であるように感じました。

そして、心を閉じていたお母さん自身が思い切って心を開き、その心で誠也君に関わってゆかれたことが、誠也君の想像することもできない成長につながっていったのだと思われます。

医学的な常識では、このような知的障害を伴《ともな》った自閉症のお子さんは、どんなに伸びても知能指数や発達指数が七〇～八〇ぐらいまでです。

誠也君の療育に関わられたスタッフの努力とともに、何よりもお母さんがご自分を見つめ、変わられたことが誠也君の大きな成長に直接つながっていった――。元気になられたお母さんと誠也君の姿は、私にとっても何にも替え難《がた》い喜びでした。

2 子どもからのSOSを受けとめる

――奇声《きせい》を発し、周囲の人たちを引っかいていた二歳九カ月男児
《精神遅滞《ちたい》、自閉症、協調運動障害》

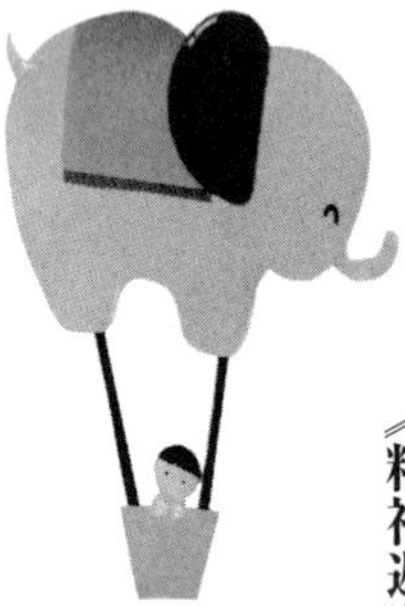

○診察現場でいつも感じていること

知的な遅れはほとんどないのに落ち着きがなく、集中力のない子どもたちがいます。また、すぐに大声や奇声を出したり、「つねる、たたく」などの暴力的行動をとったりするために、学校や幼稚園・保育園で問題児として見られている子どもたちもいます。

外来を受診されるそうした子どもたちとお母さん方に接しながら、私はいつも一緒に悩

み、共に解決の道を探しています。一人ひとりの背景や対処の仕方もそれぞれに異なるので、問題は簡単に解決するわけではありません。

しかし、その子のことを本当に引き受け、悩みながらもお母さんと心を一つにして道を探してゆくとき、そこに必ず一すじの最善の道が透《す》けるように現れてくることを実感しています。

○弟が生まれた四歳頃より攻撃的になっていった徹君

関山徹《せきやまとおる》君は、二歳九カ月のときに、言葉の遅れを主訴《しゅそ》に私の外来を受診《じゅしん》されました。一歳六カ月頃《ごろ》に言葉が出ましたが、それ以後ほとんど増えず、単語レベルの知的発達で、新版K式発達検査では発達指数は五〇程度（正常は八〇～一二〇）でした。

また、運動発達の遅れもあり、歩き始めは二歳三カ月で、手足の使い方もぎこちなさが見られたために、県立病院や発達障害児専門の療育《りょういく》施設で手足がよく動かせるようになる訓練（理学療法）を受けていました。

二歳頃より人見知りがあり、診察室ではお母さんにべったりと寄り添《そ》っていました。比較的おとなしく、言葉の指示にもあまり反応しませんでした。そして外来で、言語発達を促《うなが》す訓練（言語聴覚療法）や手足の運動がうまくなる訓練（作業療法）を始めました。徹君は、お母さんと共に毎週、訓練に通《かよ》い、徐々に言葉も増えてゆきました。

しかし、三歳六カ月の頃より、徹君は買い物に行ったときなど駄々《だだ》をこねて、感情を自分でコントロールできなくなり、パニック状態になることがよく見られるようになりました。

初診から約一年が経過した頃、徹君が三歳八カ月のときに、弟が生まれます。

出産を終えて、お母さんが一段落された頃、私の診察室を訪れた徹君（四歳一カ月）は、周囲の人をひっかいたり、「キイー」と大声で奇声を発したり、食事中に口より食べたものを吐《は》き出したり、弟（生後五カ月）の髪を引っぱったりと、攻撃的になっていました。また、お父さんに叱《しか》られると、くってかかるということでした。この傾向は、その後も弱まることはなく、食べ物や飲み物のこだわりも強くなってゆきました。ご両親は困惑《こんわく》して他の療育施設にも相談に行かれましたが、改善しませんでした。

徹君が四歳八カ月のとき、お父さんの実家に二泊三日で出かけて行ったことがあり、そのときに嘔吐《おうと》を繰《く》り返し、祖父母をひっかいたり、大声を出したりするというエピソードがありました。また同じ頃より、幼稚園でも同様に、落ち着きがなく、周囲の子どもたちに乱暴をするようになってきました。お母さんはどのように対処《たいしょ》してよいのか分からず、「いい加減《かげん》にしてほしい」という気持ちが強くなり、大声で注意をされていました。

＊

このように、徹君の攻撃行動は一向《いっこう》に収《おさ》まらず、解決の道が見えない日々が続く中で、私はＴＬ人間学を提唱《ていしょう》されている高橋佳子《けいこ》先生より重ねて出会いを頂く機会がありました。

高橋先生によって、人間と人生の真実の姿に少しずつ目が開かれてゆく中で、「重い障害を抱《かか》えた子はどうにもならない」という想いに支配されていた私の中に、「どんな重い障害を抱えた子でも、信じて関われば必ず成長する」という確信が確かに芽生《めば》え始めていました。

そして、自らの心が変わるとともに、日々の診療自体も大きく変化してゆきました。「重い障害はどうにもならない」というあきらめの想いから離れて、お母さんや子どもたちに祈り心で出会うようになり、その出会いのいのちに自分を委《ゆだ》ね、裸《はだか》の心で懸命《けんめい》にぶつかるようになっていったのです。

○診察室での劇的な変化

その後、五歳になった徹君がご両親に付き添われて来院したときのこと――。部屋に入ってきた徹君は緊張し、興奮して、私たちが近づくと手当たり次第にひっかいていました。特に、お父さんに対しては感情をむき出しにして攻撃《こうげき》的になっていました。そんな徹君をお母さんは大きな声で叱っていました。

私は、そうした状況をじっと見ていましたが、しばらくすると、追い詰《つ》められた徹君の言葉にはならない悲しみや不安、怒りや恐怖が心に伝わってきたのです。私は、徹君がいとおしくてたまらなくなり、徹君に近寄り、目を見つめながらにっこり笑いかけて、大きな声で優《やさ》しく声をかけました。

「徹君、こんにちは！　よく来たね。待っていたよ！　元気だった？」

そして、ひっかかれながらも、徹君を抱《だ》っこしました。

徹君は、最初びっくりしたように私の手や顔をひっかいていましたが、私が声をかけたり、抱いたり、マットの上に寝転《ねころ》がせて一緒に遊んだりしていると、五分か十分も経《た》たないうちに、すっかり緊張がほぐれてゆきました。そして、攻撃的な態度は一切なくなり、私と一緒に遊ぶようになったのです。それを見ていたお父さんは、徹君の信じられないような変化に驚かれ、お母さんは、涙を流されていました。

診察が終わって部屋を去るとき、私が「徹君、今日は来てくれてありがとう。楽しかったね。また来てね。待っているよ！」と大きな声で話しかけると、徹君は少し恥《は》ずかしそうな顔で、「うん」と言うように首を前に振ったのです。

ご両親は、「私たちの接し方で徹が変わるのがよく分かりました。今まで、『徹が問題』と思っていましたが、私たちの方に問題があったのですね。頑張《がんば》ってみます」と言って帰ってゆかれました。

○徹君の奇声は、心のＳＯＳ

次に徹君が私の診察室を訪れたのは、五歳三カ月のときでした。診察室に入ってきた徹君は「キイー」と大声で奇声を発していました。お母さんはそのかん高い声に戸惑《とまど》っていました。徹君のかん高い奇声に深く耳を傾《かたむ》けていると、不安と恐怖でいっぱいの徹君が、「誰《だれ》も俺《おれ》に近づくな！」と言っているように感じました。

私は心を落ち着け、徹君の目をしっかり見つめながら、「徹君よく来たね、久しぶりだったよね。ここでは何も心配することはないんだよ」と何度も、ゆっくりと声をかけながら近づいてゆきました。すると、ひっかいたり、奇声を発したりしていた徹君は、少しずつ落ち着いてきました。そして、触《さわ》られても平気になり、つねったり奇声を発したりしなくなっていったのです。

私は、お母さんに次のようにお話ししました。

「徹君は、自分の周囲に誰も入ってきてほしくない空間をつくるために、奇声を出していたのだと思いますよ。そのような徹君に、『静かにしなさい！』と大声で叱っても効果はありません。逆に徹君を追い詰めてしまうだけです。孤独と恐怖で震《ふる》えている徹君の心を感じてあげてください。

徹君は決して奇声を出すのが面白いから、出しているのではありません。寂《さび》しくて、どうしようもなくて、出していたのだと思います。その奇声を、徹君からのＳＯＳと受けとめてください。大切なことは、お母さんが徹君を決して責めないこと、そして恐怖心を持たないことです。『徹が大好きだよ』と、心を込めて徹君にぶつかっていってあげてください。そうすれば、どんなに奇声を発していても、徹君は絶対にうれしいはずです。そのうれしさが、徹君の気持ちを安定させるのです」

お母さんは最後に、「心がすっきりして、道すじが見えてきました。ありがとうございました」とおっしゃって、涙を拭《ふ》きながら帰ってゆかれました。

○焦らずに、まずは子どもの気持ちを受けとめよう

お母さんは、ご自身が徹君を叱って指示ばかり出していたことが、徹君を追い詰めていたことに気づいてゆかれました。

知的障害などの場合、二～四歳になると、その障害がはっきりと外に現れてきます。すると、お母さんは焦《あせ》ってしまい、「厳《きび》しく教えなければならない。しつけなければならない」という気持ちになってしまうことがあります。

しかし、大切なことは、焦って厳しく叱ることではなく、まずはその子の気持ちを本当

に受けとめようとお母さんが心を定めることです。子どもの心に耳を傾けることです。それだけで、子どもの気持ちの落ち着きが全然違ってきます。

徹君は現在、小学校一年生で、特殊学級に通学し、私たちの施設でも言語や身体の訓練を受けています。問題は決してなくなったわけではありませんが、お母さん、先生、訓練士たちが試行錯誤《しこうさくご》をしながらも懸命に関わりを続ける中で、徹君は元気に生活しています。

○愛されているという実感によって子どもは成長する

日々の診療の中で、徹君のような子どもに時々お会いすることがあります。徹君との出会いは、同じような障害を持った子どものお母さん方がどのように子どもに関わればよいかについて、大きなヒントを与えてくれています。

まず一つ目は、「愛されているという実感が集中力を高め、成長を促《うなが》し、暴力的行為を抑制《よくせい》する」ということです。

私たちは、徹君のような子どもに接すると、「この子が問題」と思い、その子を何とか矯正しようと考えて言葉で注意します。また、言葉でだめなときは、手が出ることがあるかもしれません。しかし、奇声を上げ、手当たり次第に周囲の人をひっかいている徹君の気持ちを私自身の心に投影《とうえい》したときに感じられたのは、徹君の悲しみや不安、怒りや恐怖といった感情のエネルギーでした。二歳九カ月の初診のとき、お母さんに抱かれていた徹君のことを想うと、徹君がいとおしくなり、「何とかしてあげたい」と願いました。

もともと言葉が遅く、コミュニケーションを取ることに困難があった徹君は、弟が生まれてから、生活が激変《げきへん》しました。そのことに対する十分な理解ができないままに、弟が加わった新しい生活がどんどん進行していったのではないかと推測《すいそく》されました。お母さんは、幼い弟の世話で忙《いそが》しくなり、以前ほど徹君の面倒を見ることができなくなったのだと思います。

結果として、徹君は大好きなお母さんを弟に取られたような気持ちになり、新しいことに順応することが苦手《にがて》な徹君は、一種のパニック状態になったのではないかと感じます。

また一方で、徹君がそのことをお母さんやお父さんに伝えたいと思っても、気持ちを十分に表現することができないために、その想いを周囲にぶつけていたのではないかと思われます。ご両親は、そうした徹君を見て、「この子が問題」「いい加減にしてほしい」と責めていたために、徹君の態度はますます頑《かたく》なになっていったのではないでしょうか。

こうした子どもたちは、しっかりと愛されているという実感が持てないために不安でしかたがないのです。家庭でも学校でも居場所がありません。

お母さん方は、「小さい頃より子どもの面倒を見てきた」という想いもあって、「子どものことはよく分かっている、子どもも私のことを理解しているはずだ」と受けとめ、子どもに指示的、支配的に関わってしまうことがあります。また、子どもの言いなりになって、甘やかしてしまうこともあります。

いずれの場合も、「子どもが問題」「子どもさえ良くなってくれたらよいのに」と、子ども（お母さん自身の外側）に問題の原因を見てしまい、お母さん自身の想いや態度（内側）を省《かえり》みることがなくなってしまうのです。その結果、互いに心を通わすことができなくなって、子どもは苦しむわけです。

もちろん、すべてのお母さんがこのような接し方をしているということではありません。子ども自身の問題もあります。しかし、子どもに認知《にんち》やコミュニケーションの障害があるならば、なおいっそう子どもと本心から関わりをつくってゆく努力が必要になってくるのです。

そのためにも、子どもを決して責めないことが大切です。「この子は言葉で言っても理解できないので、この子が他人を叩《たた》いたらこの子を叩き返して、自分がしていることの痛みを体で覚えさせることが必要でしょうか」という質問を受けることがあります。

しかし、私の経験からも、これは間違っていると思います。私たちが力で押さえつけようとして、言葉や態度で暴力的に接しますと、子どもは必ず力で返してきます。特に、成長して体が大きくなると手がつけられなくなります。

ぜひ、子どもの心の痛みを自分の痛みとして感じてください。愛情をもって温かく、熱く語りかけましょう。そうすれば、たとえ言葉は理解できなくても、言葉に込められた私たちの想い（愛念《あいねん》）は伝わります。

もちろん、叱ったり、注意したりしなければいけない場合もあります。しかし、叱るときでも、決して子どもの手を離さないでください。心より「○○ちゃん、愛しているよ」という気持ちで、しっかり子どもを私たちの心に引きつけて、愛情を込めて叱ってください。人を癒《いや》すのは愛だけです。愛されていなければ、子どもは成長できないのです。

○子どもは周囲の人の心を映す鏡

二つ目は、「子どもは周囲の人の心を映す鏡」ということです。

子どもは、お母さんやお父さんをじっと見ています。そしてお母さん、お父さんの目を通して世界を見ています。そして、ご両親のものの感じ方や考え方、行動の仕方が子どもに投影されてゆきます。さらに言えば、「子どもとお母さん・お父さんは、一枚のコインの表と裏」とさえ言えるのではないかと感じています。

徹君が、お父さんの実家に二泊三日で行ったとき、嘔吐を繰り返し、祖父母をひっかいたり、攻撃的な態度をとったりしたのは、慣れない場所に来て徹君が緊張したせいもありますが、それだけではないように思われました。後で、お母さんに義理の父母に対するお気持ちをお聞きすると、ご自身の中に、お二人に対して葛藤《かっとう》があったことを打ち明けてくださいました。徹君がお父さんに対して執拗《しつよう》に攻撃的な態度を取ったことも、おそらくお母さんとお父さんとの間にあった何らかの葛藤が関係していたのではないかと推測しています。

子どもが周囲の大人たち、特にお母さんとこれほど強くつながっていることに驚かれるかもしれません。

しかし、そこにこそ、子どもに向かうヒントが隠《かく》されているのです。つまり、「私たちが変われば、結果として子どもが変わってくる」ということです。そのためにも、ぜひ、私たち大人がまず自分自身を振り返り、子どもに接する態度を常に点検してゆきたいと思うのです。

○コミュニケーションの入り口は「あいさつ」――言葉は想いのエネルギーを運ぶ

三つ目は、どんなに関わりを持つのが難《むずか》しい子どもでも、コミュニケーションを取る入り口があります。その入り口は、「声をかけること」「あいさつをすること」です。

私たちは、日頃あまり意識していませんが、言葉にはエネルギーがあり、発せられた言葉は、そこに込められた想いのエネルギーを相手の心に運んでゆきます。私は、外来のお子さんに対するときは、全身のエネルギーを込めて、出会えたことの喜び、この出会いを生み出している、人間の力を超えた大いなる存在への感謝の想い、そしてその子へのいとおしさを、あいさつの言葉の中に託《たく》します。

「こんにちは！　よく来たね。来てくれてありがとう」

「また来てね。必ず待っているよ！」

たとえ言葉は理解できなくても、また目で見えなくても、言葉が発された瞬間に、私たちの想いのエネルギーは子どもの心に伝わり、固く閉ざされていた心の壁に亀裂《きれつ》が入ってゆくことを感じます。

お母さん方も、そのような想いでお子さんに声をかけてみてはいかがでしょうか。「おはよう」「お休み」……など、簡単な言葉でよいのです。心を開いてお子さんを愛する想いを言葉に託して語りかけてください。

一回でだめなら二回、二回でだめなら三回、四回、五回……と、そのような出会いを一瞬一瞬重ねてゆくことが大切だと思います。

3 心からの「愛している」というメッセージに、子どもは応えてくれる

——多動《たどう》で診察室より走り出してしまう五歳十カ月男児
《精神遅滞《ちたい》、自閉症、多動性障害》

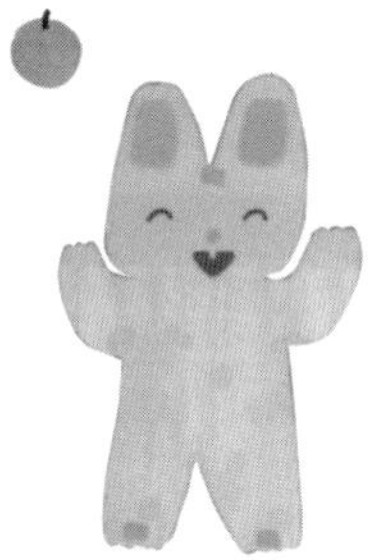

○診察室より走り出してしまう数馬君

木村数馬《かずま》君は、現在、普通小学校の特殊学級二年に在籍中《ざいせきちゅう》の児童です。数馬君は二年前、言葉の発達が遅く落ち着きがないということで、私の外来を受診《じゅしん》されました（初診時五歳十カ月）。

最初、診察室に入ってきた数馬君は落ち着きがなく、不安そうに室内を歩き回り、視線を合わすことができませんでした。お母さんの言うことを聞かず、すぐに診察室より走り出してしまい、診察することもできなかったのです。単語レベル（二〇〜三〇語）の言語能力で、知能指数は二〇〜三〇（正常は八〇〜一二〇）と推測《すいそく》されました。

また、体の感覚の発達が未熟で、他人が近づくと避《さ》けるように逃げていました。手足を動かすことも下手でした。音に敏感（聴覚過敏《かびん》）で、大きな音がすると耳を塞《ふさ》いでいました。こだわりが強く、いやなことは「おしっこ」と言って逃げていたのです。

お母さんにとって数馬君は、四十一歳のときに授《さず》かった一人っ子でした。子育ての経験もなく、どのように接してよいか分からないお母さんは、数馬君の言いなりになって後ろをついて走っている状態だったということです。

また、数馬君の将来が不安になり、県立の医療機関を受診されていましたが、継続《けいぞく》的な療育《りょういく》指導は受けていませんでした。また、行政サイドの支援も十分には受けておらず、診察室に来られたお母さんは疲れ切った様子で、「どうしたらいいんでしょう。私にはできない」というようなあきらめや虚無《きょむ》感が漂《ただよ》っていました。

○「すべてを受けとめる」という揺るぎない意志を持って

私は、部屋の中を不安そうに走り回る数馬君を見つめながら、数馬君の不安や恐怖心が少しでも除《のぞ》かれ、お母さんとの絆《きずな》を取り戻してほしいと思わずにはいられませんでした。そして、コミュニケーションが取れるようになり、多動が少なくなって家庭や学校での生活がスムーズにできるようになってほしいと強く願いました。

私はお母さんにお話ししました。

「数馬君は一人っ子で甘やかされ、放任《ほうにん》されて、自分勝手に行動しているようですね。お二人を見ていると、数馬君が王子様でお母さんは召使《めしつか》いのような関係ができているように思えますが、どうでしょうか。

数馬君とコミュニケーションを取ることは大変難《むずか》しいと思われるかもしれません。しかし、意志が伝わらないからといって放任しておくことと、愛情を持って数馬君を深く受けとめて対処《たいしょ》することは違うと感じます。本当に数馬君のことを愛しているのならば、数馬君に振り回されず、怒らず、あきらめず、しっかりと引き受ける覚悟が必要ではないでしょうか。『数馬のすべてを受けとめる』という揺《ゆ》るぎない強い意志を持ち、数馬君と癒着《ゆちゃく》関係をつくらず、鋭敏《えいびん》な感性を持って数馬君の気持ちを汲《く》みつつ、しっかりとメッセージを伝えてください。

また、数馬君は他人とのつながりが希薄《きはく》で不安感を強く持っています。ですから、分かりやすく、明確に『数馬を愛しているよ』というメッセージを込めて、本心で言葉をかけてください。一日五分でも十分でもいいから、お母さんの全エネルギーをかけて、一対一の密度の濃《こ》い時間を持ってください。そうすれば、彼の心にお母さんの心の込もった気持ちが届きます。気持ちが届けば心が動きます。そのときに、彼の心に変化が起こるのだと思います。『お母さんに応《こた》えたい』という気持ちの芽生《めば》えとともに、情緒《じょうちょ》の安定や知的能力の向上が生まれてくるのだと思いますよ」

お母さんは最初、「そんなことは自分にはできないのではないか」という戸惑《とまど》いを感じていらっしゃるようでした。私は声をかけながら、部屋の中を走り回っていた数馬君を、何度も抱《だ》きかかえようと接近しました。すると、数馬君は少しずつ落ち着き、その姿を見たお母さんは、何度もうなずかれていました。

そして、体の感覚やバランスを整えるための作業療法の訓練を二週に一度のペースで開始し、同時に、多動が激しいので、少量の抗《こう》精神病薬の投薬を始めました。

○数馬君のその後の成長

それから、数馬君とお母さんの外来通院の日々が始まりました。お母さんは自宅での様子をいつもお手紙として渡してくれます。以下、外来での様子とともに、お母さんのお手紙の一部をご紹介します。

初診から約三カ月後（数馬君が六歳一カ月）、外来でお会いしたとき、お母さんが生き生きとしてきたように感じました。診察室内でも「外に出てはいけません」と数馬君にしっかり伝えている姿が印象的でした。お母さんは、お手紙でこのように伝えてくださっています。

「全体に落ち着いてきましたが、多動は変わりません。おんぶや抱っこをせがむようになりました。声が出るようになり、視線が合うようになりました。睡眠時間が長くなり、夜間はよく眠ります。部屋の中で十～十五分間過ごすことができるようになりました」

その半年後、数馬君は診察室でよく動き回りますが、以前より落ち着いているように感じました。以下、お母さんのお手紙です。

「毎日、夜八時から朝七時頃までぐっすり眠るようになり、夜間起きて騒《さわ》ぐことがなくなりました。二語文が出るようになって言葉が増え、『おうむ返し』の言葉も出てくるようになりました。私と一緒に遊んでくれとせがむようになり、指示にもよく従うようになりました」

さらにその三カ月後には、数馬君は診察中も部屋から出ることはなくなり、お母さんとしっかりコンタクトが取れるようになってきました。お母さんは次のように書いてくださっています。

「四月より小学校の特殊学級に入学しました。最初は授業中に教室を飛び出していましたが、一週間も経過すると教室より出なくなりました。徐々に落ち着いてきて、学校も楽しそうで休まずに通学しています。訓練にも楽しく通院しています。数馬は最近、言葉が増え、情緒も安定してきて、聞き分けも良くなり、約束が守れるようになってきました。『だめなことはだめ』ということも聞くことができるようになってきました」

以上のように、外来診察の様子とお母さんのお手紙から、数馬君が少しずつ成長している姿がよく分かります。まだ課題は多くありますが、数馬君とお母さんはすっかり元気になってきました。

○「この子が私を育ててくれた」――数馬君のお母さんの声

以下、お母さんよりお聞きしたお話をご紹介します。

「最初、数馬の診断を受けたときは、どうしたらいいのか分からない状態でした。通《かよ》い始めた通園《つうえん》施設は、『自分たちに任《まか》せてほしい』との方針でしたが、数馬が施設から荒れて帰ってくるので、何とかしなければと思いました。本などをいろいろ読んで対処法を考え、実行しましたが、うまくいかず、多動がどんどんひどくなりました。都内にある○○クリニックがよいと教えてもらいましたが、電車にも乗れない状態で通えませんでした。そのような状況の中で訪れたのが中川《なかがわ》の郷療育《さとりょういく》センターでした。

ここで訓練を受けているうちに、数馬は少しずつ行動をコントロールできるようになってきました。私自身も、次第に気持ちが定まり、『自分が引き受けるしかない』と思えるようになってきました。

厳《きび》しくしつければ、ある程度子どもは親の言うことを聞きますが、強く言うだけではだめで、愛情を込めて関わってゆくことが大切だと分かってきました。主人も最初は、『厳しくしなければいけない』と思っていたようで、『言っていることが分からないなら、体で覚えさせる』と言って、お尻を叩《たた》いていました。しかし、そのために数馬が怯《おび》えている状態でした。主人にそのことを指摘すると、最近は反省して優しくなりました。

また、数馬は多動で自宅から外に飛び出しますが、警備会社の探知機をつけることによって、どんな状況でもある程度、場所のめどをつけられるようになったので気が楽になりました。

小学校に入学した最初の頃、数馬は何をやっても怒《おこ》られていました。そのためにどんどん逃げ場がなくなり、外に飛び出すことが多くなりました。しかし、学校でも、数馬のことを分かってくれる先生がいて、徐々に落ち着いていったのです。

この三年の間で、数馬はずいぶん成長したと思います。今日は、私がお手洗いに行って戻ってくると、入り口で私を待ってくれていました。こんなことは初めてで、驚きました。『親の態度が変われば、子どもが変わる』のでしょうか。

私は、数馬に対して、健常児《けんじょうじ》に生んであげなかったことを、申し訳なく思っていました。しかし、今は、障害児であることを少しずつ受け入れられるようになってきました。そして、数馬を育てることで、子育てのことや、人生のことを考えるようになりました。数馬が私を育ててくれたのだと思います。どうにかここまで来ることができたのは、多くの人との出会いに恵まれ、いろんな人の援助を受けたからだと思います。そのことに大変感謝しています。

最後に、数馬は一人っ子ですので、親がいなくなったとき、ぜひ自分一人で生活できるように自立してほしいと願っていますので、これからもよろしくお願いします」

○まず、お母さんが子どものすべてを受けとめる

数馬君のようなお子さんに関わるとき、大切なポイントが二つあると思います。

一つ目は、五七頁でも少し触れましたが、お母さんが「子どものすべてを受けとめる」という明確な意志を立ち上げることです。数馬君のお母さんのように子育ての経験が乏《とぼ》し

く、生まれてきた子が言葉をしゃべらない、落ち着きがないなどの発達障害を伴《ともな》っている場合は、お母さんの気持ちが動転してしまいます。そして、どのように対処してよいのか分からないまま、子どもの言いなりになったり、過度に指示的になったり、叱責《しっせき》したりすることになりがちです。ましてや、身近に気軽に相談できる人がいない場合はなおさらです。また、お母さん自身が強いストレスを感じて情緒が不安定になり、子どもの将来に対する不安が強くなって、その不安が子どもに影響を与えてゆく場合があります。

数馬君親子に最初に出会ったときも、そのことを強く感じました。私はお母さんに「引かないで、まずはしっかりと数馬君を引き受けようと決心してください。それが『鍵《かぎ》』ですよ」とお話ししました。

そして、「数馬君がお母さんとの絆をしっかり感じ、不安や恐怖心を取り払って家庭や学校でコミュニケーションが取れる姿を、お母さんがしっかりとイメージすること。そのために、決して放任しないこと。依存し合うような癒着関係をつくらないこと。鋭敏な感性を持って、できることは何でもする気持ちで、積極的に関わりをつくってほしい」とお伝えしました。

お母さんはもともと、熱心でまじめな方でしたので、懸命《けんめい》にそのように取り組んでゆかれました。すると、お母さんの変化とともに数馬君の状態は急速に改善し、知的にも伸びてきたのです。

○心から「愛している」というメッセージを伝えること

二つ目は、子どもにとって「愛されている」という実感の大切さです。知的障害や自閉傾向がある子どもたちは、他人との関わりがどうしても希薄になります。そのために不安や恐怖心などが強く、ますます他人との間に距離が生じてしまいます。その溝《みぞ》を埋《う》めるのは「愛されている」という実感なのです。特にお母さんから「愛しているよ」というメッセージを受け取ることが、このような子どもにとって、どんなにうれしいことでしょうか。

どうか、逃げることなく真正面《ましょうめん》から子どもに向かっていってください。あなたのお子さんを信じてください。そして、心から「愛しているよ」というメッセージを、言葉でも行為でも表してください。そうすれば、子どもは必ず応えてきます。子どもたちは、お母さんの中からその気持ちが出てくるのをじっと待っているのだと思います。

4 お母さんが信じて関われば、必ず子どもは成長する

——目覚ましい知的発達を遂《と》げた二歳十一カ月男児

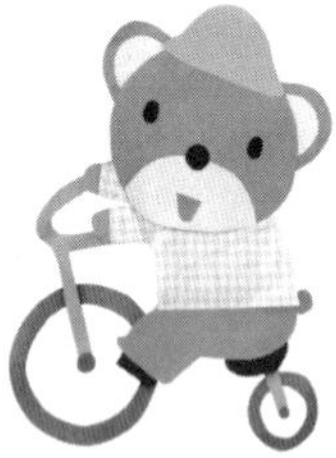

《中等度精神遅滞《ちたい》、自閉症》

○恥ずかしそうに診察室に入ってきた直哉君

久保《くぼ》直哉《なおや》君は、二歳十一カ月のとき、言葉をしゃべらないということで私たちの病院を受診《じゅしん》されました。生まれたときは異常なく、七カ月時に川崎病（乳幼児に起こる全身の中・小動脈の炎症《えんしょう》）に罹《かか》りましたが、特に後遺症《こういしょう》はなく、運動発達にも大きな遅れはあり

ませんでした。

しかし、言葉が遅く、一歳六カ月の乳幼児健康診断で自閉症の疑いが持たれていました。直哉君はあまり視線を合わせず、言葉もほとんどしゃべらず、引っ込《こ》み思案《じあん》で、自分から積極的に行動しようとしないお子さんでした。

お母さん自身も、直哉君の障害をどう受けとめたらよいのかよく分からない様子で、硬い表情をされていました。市の保健センターの保健師さんから親子教室に参加することを勧《すす》められていましたが、お母さんは直哉君の状況を受け入れることができず、通《かよ》ってはいませんでした。

私は、直哉君親子とは、直哉君が二歳すぎのときに他の病院で何度か出会っていました。そして、この状態を何とかして差し上げたいと願って、療育《りょういく》施設で訓練を受けることを勧めていたのでした。

そして直哉君は、私たちの病院で、手足の使い方やバランス感覚を高める訓練、さらに言葉の訓練を、月に二～三回行うことになりました。

◯スーッと膝上に抱っこされた直哉君

その後、直哉君親子は、熱心に訓練に通われることになります。初診から約四カ月後（直哉君は三歳三カ月）、お母さんの表情は明るくなり、直哉君も元気になって言葉をよくしゃべるようになっていました。

そして、さらに驚いたのは、私が声をかけると、直哉君はスーッと私に近づき、膝上《ひざうえ》に抱《だ》っこされたのでした。

元気になった理由をお母さんにお聞きしていますと、お母さんはご自身を深く振り返りながら語られました。「……今まで、直哉がなかなか言葉をしゃべらず遅れていることに、イライラしていました。直哉を温かく包むのではなくて、私のイライラした感情をぶつけるだけでした」。

そして、「今は、心がすっきりして、吹っ切れました。主人も直哉を遊園地に連れて行ってくれたり、遊んでくれたりと協力的です。また、今までためらっていたのですが、思い切って子どもたちのサークルに二つ入りました。毎日のようにどこかに出かけています」と明るく語られました。

○その後の急速な成長

その頃《ころ》を境《さかい》として、直哉君は急速に成長を始めたのです。

まず、三歳六～七カ月のとき、二語文が出て、オムツが取れました。

そして、三歳十カ月のときには、私が「お名前は？」と聞くと、「久保直哉、三歳です」とはっきりと答えてくれました。市の保健師さんは、「直哉君は、大化《おおば》けしたね」とおっしゃっていたそうです。

さらに、四歳になると、食事、トイレなど身の回りのことはほぼ自立し、日常生活では、言葉の不自由はなくなってしまいました。

お母さんは、「許斐《このみ》先生に会うと、また三カ月間頑張《がんば》れます。先生にお会いできてよかった。直哉も、許斐先生のところに行くと言うと喜んでいます」とおっしゃってくださいました。直哉君は、二〇〇三年四月より普通幼稚園に通っています。

また、三歳のとき（初診後）に行った新版K式発達検査で、発達指数（DQ）約五〇～六〇（正常は八〇～一二〇）であった直哉君は、その約九カ月後に行った田中ビネー知能検査で、知能指数（IQ）八二（正常は八〇～一二〇）と、わずかな期間で急速に正常閾《いき》まで伸びていました。

○お母さんからのお手紙

以下、直哉君のお母さんから頂いたお手紙をご紹介します。

「直哉の三歳の誕生日を目前にして、療育施設での訓練を決心してから、早いもので、もう一年が経《た》ちました。こちらに通うまでは、言葉の遅れに悩み、市の育児相談などに何度も足を運びましたが、気持ちは晴れませんでした。気分転換に外に出れば、息子を他の子とつい比べてしまい、つらくなりました。やがて、家に閉じこもりがちになって、息子にイライラをぶつけてしまい、情緒《じょうちょ》不安定になって、子育てに行き詰《づ》まった日々が長く続きました。

『こんな日々がいつまで続くのだろう』『このままではいけない』という葛藤《かっとう》の連続でした。でもそんなとき、私を支えてくれたのは、育児にとても協力的な主人でした。仕事から早く帰ってきて私の愚痴《ぐち》を聞いてくれたり、息子が寝るまで遊び相手をしてくれたりしました。

『言葉の発達には個人差があると言うけれど、この子はもうすぐ三歳なのにほとんどしゃべらない。でも訓練するほどでもないだろう。いや、もしかしたらどこかに障害があるのではないだろうか……』などと本当に迷い、悩んでいた私でした。しかし、『悩んでいるだけでなく、今できることからやっていこう』という主人の言葉と、許斐先生の『話だけでもよいので、一度、訓練施設に来てみたら』というお言葉が、自分の気持ちを奮《ふる》い立たせるきっかけとなり、訓練を決心しました。それと同時に、『同じ年齢の子どもたちとの交流がよい刺激になるだろう』と考え、いくつかのサークルに参加しました。『外に出ていこう』と、少しずつ私の気持ちが変化していったのです。

息子は本当にひどい人見知りだったのですが、徐々に落ち着きはじめ、言語聴覚士のN先生、作業療法士のA先生との相性《あいしょう》も良かったようで、訓練に通うたびにみるみる明るくなってゆくのを感じました。

でも、その頃の私は、トイレトレーニングが思うように進まない息子を叱《しか》り、周《まわ》りのお友だちはとっくにオムツを卒業している中で、焦《あせ》りを感じていました。そんなとき、ふと許斐先生がいつもおっしゃっていた、『お母さんが暗く沈《しず》んだ気持ちでいると、子どもはすぐに敏感に感じ取りますよ』という言葉を思い出しました。

私は、子育ての理想と現実の間でもがき、『部屋を汚《よご》されると後が大変』『まだオムツをしているなんて言えない』など、すべて自分の都合で、その苛立《いらだ》ちを子どもにぶつけているだけだということにやっと気づきました。そして、まずは『私が変わらなければ』という想いが強くなってきました。

息子が三歳になった初夏《しょか》のことでした。服が汚れても洗濯すればすぐ乾《かわ》くような陽気になったので、畳《たたみ》の上にウッドカーペットを敷《し》くなど環境を整えました。少し余裕が出てきた頃、時間を見計《みはか》らって息子をおまるに座らせました。

すると、息子はあれほど嫌《いや》がっていたおまるで気持ちよさそうに用を足したのです。私は『やったあ！　上手《じょうず》にできたね！』と、しつこいくらいにほめまくり、思いっきり抱きしめてあげました。それ以後も、まだ失敗することはありましたが、『次、頑張ろうね！』と言ってあげられる自分になっていました。

その頃からでしょうか、息子の言葉が溢《あふ》れるように出てきたのです。

こんなこともありました。私が少し体調が悪く、昼食後ウトウトしていると、枕元《まくらもと》で『ママ、疲れちゃったの？』と誰《だれ》かが言っている声が聞こえてきました。『夢かな』と思いながらふと目を開けてみると、息子が私の顔を覗《のぞ》き込み、『ママ、疲れちゃったの？』と胸のあたりをトントンと優《やさ》しく叩《たた》いてくれたのです。私は疲れなど一気に吹っ飛んでしまいました。

『いつこんなに優しく人を気遣《きづか》うことを覚えたのでしょう？　今までイライラを子どもにぶつけてばかりで、手を挙《あ》げてしまうことも多々あったのに』『私は、どうしてこんなに思い悩んでいたのだろう。何で今までもっと目の前の息子をありのままに受け入れ、優しく見守ることができなかったのだろう』と想いが溢れ、涙が止まりませんでした。

まだまだ一喜一憂《いっきいちゆう》の繰《く》り返しですが、自己主張がますます強くなってきた息子の気持ちを受けとめて、一呼《ひと》吸おいて接することができるようになってきました。また、息子とだいぶ言葉のキャッチボールができるようになり、一緒にいて話をするのが楽しくて仕方ない今日この頃です。

ゆっくりではありますが、マイペースで確実に成長しているわが子も、四月からは幼稚園です。もう今からちょっぴり寂《さび》しい気持ちです。

これから先もいろいろあると思いますが、今しかないその時その時を大切に、毎日をエンジョイしてゆきたいと思っています」

○お母さんが変わる、大切なポイント、直哉君も変わる

直哉君の経過で、大切なポイントが三つあります。

一つ目は、お母さんが周囲に心を開いたことです。それまでは、誰よりもお母さん自身が、直哉君の発達の遅れを受けとめることができませんでした。周囲の子どもと比較し、どのように対処《たいしょ》してよいのか分からずに悶々《もんもん》としていたお母さんが、思い切って療育施設で訓練をしようと決心され、また同時に同じような子どものいる保育サークルに入られたことがとても大きかったと思います。

二つ目は、そのお母さんに応《こた》えるかのように、人見知りの強かった直哉君が元気になって、周囲の人に心を開くようになっていったことです。その象徴的な出来事が、二回目の診察のときに部屋に入ってきた直哉君に声をかけると、私の膝の上にスーッと抱っこされたことでした。この変化は、直哉君の発達に大変重要なプラスをもたらしていったのではないかと感じました。

三つ目は、その直哉君の変化を見たお母さんが、わが子の可能性を信じることができるようになってゆかれたことでした。お母さんがその可能性を信じて、関わっていったとき、

今まで直哉君の内に眠っていた力が解放されるように、急激に言葉が増えていったのです。

私は、会うたびに元気になって成長してゆく直哉君の姿に触れて、改めて人間の持っている無限の可能性を感じずにはいられませんでした。

お母さんのお手紙を読ませていただくと、お母さんの心（内）の変化と、直哉君（外）の変化が強く関係していることが手に取るように分かります。そして、私たち大人が自らの心のあり方に無自覚であるために子どもの可能性を閉ざしてしまう愚《おろ》かさや悲しさを感じると同時に、その心を転換させ、子どもを信じて思い切って関わっていったときに開かれる世界の素晴らしさには、目を見張るばかりです。

直哉君親子の歩みは、お母さんが信じて関われば子どもは必ず成長し、内にある自然治《ち》癒力《ゆりょく》が引き出されることを、私たちに強く訴《うった》えているのではないでしょうか。

5

薬を減らしながら、てんかん発作が改善されてゆく道がある

——てんかん発作《ほっさ》で診察室を訪れた十五歳女児

《難治性《なんちせい》てんかん、中等度精神遅滞《ちたい》、心理的ストレスによる心因《しんいん》反応》

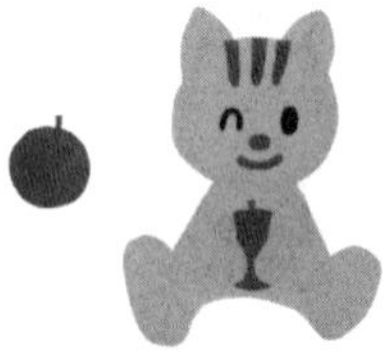

○六歳のとき、突然意識がなくなって……

小林泰子《やすこ》さんは、小学校一年生まではまったく普通に発達していたお子さんでしたが、六歳のときに突然意識がなくなり、全身を突っ張らせてガクガク体を動かすてんかん発作が止まらなくなりました。

近くの市立病院で治療を受けたのですが、発作は約十時間続いたそうです。その後、たびたびてんかん発作を起こすようになり、市立病院や大学病院で治療を受けていましたが、抗《こう》てんかん薬の量が増加するばかりで発作はコントロールされませんでした。特に、十一歳で月経《げっけい》が発来《はつらい》した頃《ころ》より発作がひどくなり（一日に十〜十五回）、入退院を繰《く》り返しました。十二歳で中学校の特殊学級に進学した後もてんかん発作はコントロール不良で、「これ以上の治療はない」と言われたそうです。

その後、神経難病を専門とする国立病院で、あらゆる検査と、考えられるかぎりの抗てんかん薬による治療を受けていましたが、コントロール不良の難治性てんかんと診断されて、私の外来に来られたのでした。

○最初に出会った頃

初診時、泰子さんは少しうつろな感じのするお子さんで、意識状態も少しもうろうとしていました。お話を聞くと、体が硬《かた》くなって意識がなくなる大きなてんかん発作が毎日三回くらいあり、小さい発作は数え切れないとのことでした。

泰子さんは、小・中学校時代に失敗や挫折《ざせつ》体験が多くあって、学校に行けないことがたびたびあり、中学校の修学旅行にも参加できませんでした。その中で、自分にまったく自信が持てなくなり、てんかん発作や薬による倦怠《けんたい》感で集中力が減少し、対人恐怖症や身体の不安や性に対する興味と恐怖を強く持って、「わたしはだめ。助けて……」と、心の中で叫《さけ》んでいるようでした。

お母さんは、何とかしたいと思って泰子さんに一生懸命《けんめい》に関わっていらっしゃいましたが、お母さん自身も不安感が強く、「どのように対処《たいしょ》すればよいのか分からない」といった様子で付き添《そ》っていらっしゃいました。家族（お父さんと弟）や友だちは、泰子さんがもうろうとして動作が遅いので、「幼い子どもみたいで、ご飯を食べるのが遅い」などと足りないところを責めているとのことでした。また、お母さんは泰子さんを連れて大きな病院を転々とされましたが、どの病院でも検査の連続と、発作をコントロールするために大量の投薬が繰り返されていました。

泰子さんとお母さんに初めて出会ったとき、私は言葉がありませんでした。「よくこれだけの痛みに耐《た》えてこられた……。この子を何とか守ってあげたい」と願わずにはいられませんでした。そして、「よく来たね。今まで大変な状態に耐えて、ここまでよく頑張《がんば》ってきたね。これからは一緒に病気に向かってゆこう。来てくれてありがとう」とお話ししていました。

泰子さんとお母さんの気持ちを受けとめ、じっくりとお話を聴かせていただく中で、泰子さんが時折見せる澄《す》んだ鋭《するど》い視線に彼女の可能性を感じ、何とか引き出してあげたいと願いました。

○泰子さんのその後——薬の量は半分になり、発作もなくなった

泰子さんは、抗てんかん薬や抗不安薬を三種類飲んでいましたので、すぐには変更せずに、様子を見ながら一カ月に一～四回の診察を続けてゆきました。てんかん発作は減少傾向にありましたが、たびたび夜間や休日の救急外来を受診《じゅしん》されていました。私は彼女とお母さんを信じ、ひたすらお気持ちを受けとめ、支えてゆく関わりを必死に続けていました。

初診より約一年が経過した頃のことです。私は、血液検査で抗てんかん薬のＶＰＡ（バルプロ酸、商品名：デパケンＲ）の血中《けっちゅう》濃度が高過ぎることに気づきました。発作はあ

ったのですが、思い切って少しずつVPAの減量を始めました。発作は横這《ば》いか減少傾向となり、発作の減少と薬の減量とともに少しずつ意識状態が覚醒《かくせい》してきました。

そして、約三年が経過した頃、専門学校の三年生になった泰子さんは、「自分は今までのルーズな生活を正したい、変わりたい」と、涙を浮かべて訴《うった》えるようになりました。その頃になると、学校で与えられた課題をこなしたり、家族と旅行を楽しむことができるようになって、徐々に自信をつけてきました。また、将来のことを考え、福祉サービスをいつでも受けられるようにと、療育《りょういく》手帳（知的障害者の手帳）を取得されました。

専門学校を卒業した後、泰子さんは職業訓練所や地域の会社に元気に通っています。あれほどあったてんかん発作は、抗てんかん薬が半分になったにもかかわらず、ほとんどなくなってしまいました。

さらに驚いたことに、私たちのところに来院したときは中等度の精神遅滞だった泰子さんが、二〇〇三年に行った知能検査では、知能指数八〇～九〇と正常閾《いき》に回復していたのです（泰子さんの経過は図2を参照）。

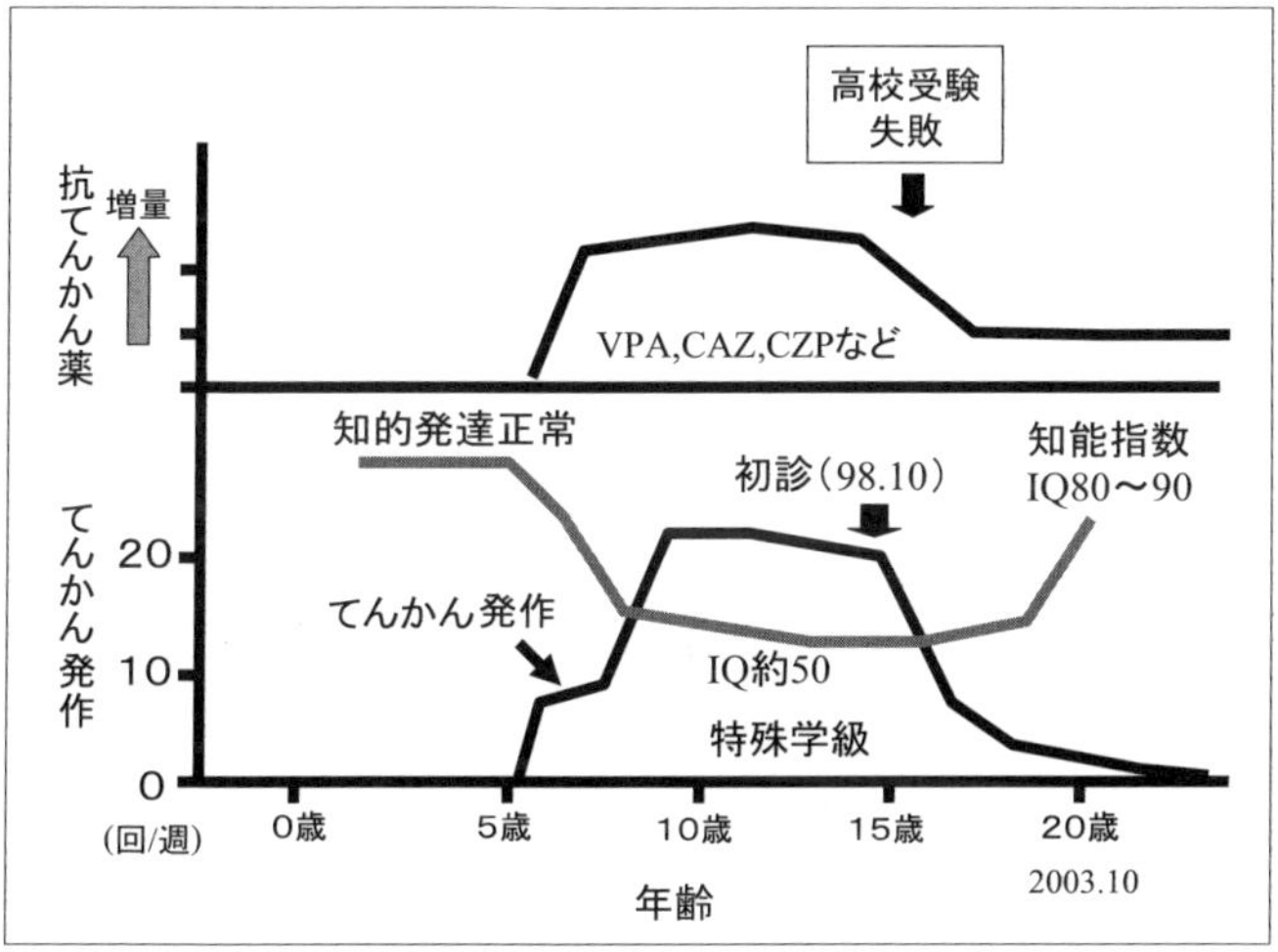

図2　小林泰子さんの経過

○お母さんからのお手紙

ここで、泰子さんのお母さんより頂いたお手紙をご紹介します。

「泰子とてんかんの付き合いは、小学校一年のときからでした。泰子の成長とともに少しずつ薬が増えてゆきました。特に思春期に入ると発作が増え、それまでは普通小学校に通《かよ》っていましたが、中学入学にあたってはいろいろと検討しました。養護学校、特殊学級などを見学し、最終的に特殊学級にしました。

中学校の特殊学級は、生徒五人に先生一人で、ゆっくりしたペースで授業が進みました。しかし、泰子にてんかん発作があり、抗てんかん薬を大量に飲んでいるために眠気に襲《おそ》われたり体がだるくなったりすることが、周《まわ》りの人たちに十分理解されず、「わがまま」と評価されてしまいました。

その頃を境《さかい》として、泰子はだんだん暗くなり、笑顔も消え、食欲もなくなり、学校も休みがちになってゆきました。三年生になり、楽しみにしていた修学旅行に行けなかったとき、『同じクラスの三年生は全員旅行に行ったのに、どうして私だけ行けないの……』と、とても落ち込み、足が動かなくなったり、拒食症《きょしょくしょう》になったりしました。

その当時は、神経難病が専門の国立病院に通院していました。発作は複雑部分発作といって、急に走りだし、立ち止まったところで固まってしまう発作で、意識もありませんでした。一日に二～三回、ほとんど毎日のようにありました。病院ではいろいろな薬を飲み、検査や治療のための入院もしましたが、発作はコントロールできませんでした。

一九九八年、住んでいる地域にある発達障害児専門施設に小児神経科が開設されたと聞いたので、病院より紹介してもらい、それ以後は許斐《このみ》先生に診《み》てもらうことになりました。初診のときは親子ともにゆっくり話を聞いてもらい、診察の最後に『具合が悪いときは、いつでもおいで』と言ってくださいましたので、とても安心しました。その頃はとても発作が多く、救急外来で何度も診てもらいました。

また、診察のときは、まず娘が許斐先生と出会います。学校のことや悩みを話したり、自分の好きな折り紙を折ってプレゼントしたりすると気持ちが軽くなるようで、笑顔で診察室から出てきます。その後、私が交代して先生からお話を聞く——そんな診察を繰り返す中で、泰子の発作も減り、薬も減ってゆきました。

これからもつまずいたり、悩んで落ち込んだりすることもあるかと思いますが、このまま真《ま》っすぐに生きてほしいと願っています」

○可能性を信じて関わり続ける

泰子さんとの出会いは、子どもたちと関わる上で、多くのことを教えてくれます。まず、「可能性を信じて関わり続けること」の大切さです。今回の経過を振り返ってみて、非常に厳《きび》しい状態だった四年半前の泰子さんが、てんかん発作もほとんど消えて、毎日元気に仕事をすることができるようになったことは、医学的な常識からは考えられない驚異的なことです。人間の可能性の素晴らしさと、その可能性を信じて決してあきらめないで関わり続ける大切さを思わずにはいられません。まったく揺《ゆ》らぐことなく、心底《しんそこ》その子の可能性を信じ、「何とかしたい」と一心に尽《つ》くし続ける人がいれば必ず道が開けるという確信は、私の中で日々深まっています。

○子どもの言葉や気持ちに耳を傾ける

二つ目は、「子どもの言葉や気持ちに耳を傾けること」、つまり受容《じゅよう》的、共感的に関わることの大切さです。

私たち大人はどうしても子どもに指示的に関わり、急がせてしまいがちです。その結果、子どもは次第に元気がなくなってしまいます。元気のなくなったその姿を見て、私たちは焦《あせ》り、ますます高圧的、指示的な関わりを強めてしまうのです。このような状態では、決して子どものことを本当に理解することはできません。

泰子さんはてんかん発作があり、抗てんかん薬を大量に飲んでいたために日常生活を維《い》持《じ》することも困難でした。そのため、周囲から「怠《なま》けている、遅い、甘えている、幼い」などの叱責《しっせき》を受け続けたために、心を固く閉ざしていました。その心が少しずつ解《と》きほぐされ、コミュニケーションが取れるようになると、彼女の悩みと病気の因果関係が透《す》けるように見えてきたのです。つまり、

①家族や友人に「怠けている」と叱責を受けたときの動揺《どうよう》

②高校受験の失敗、修学旅行に行けなかったことなどの失敗体験が多いために、外からの圧力が強くなったときに生じる不安や恐怖心

③身体に対する不安、特に思春期に入って肉体の変化や性的なことへの興味と恐怖心が強くなり、生理や性に関する友人の会話を耳にしたときの動揺

この三点が泰子さんの病気と深く関係していることが見えてきましたので、これらを克《こく》服《ふく》できるように集中的に関わっていきました。不思議に思われるかもしれませんが、泰子さんがこれらのことに悩んでいる自分自身を意識化できるようになったとき、病状は急速に改善していったのです。

○お母さんをサポートすることの大切さ

三つ目は、お母さんへのサポートの大切さです。

泰子さんに日常的に継続して関わり続けたのはお母さんでした。しかし、最初はお母さん自身も泰子さんの状態を受けとめきれず、どう対処したらよいのか分からずにいろいろ

な病院を転々とされていました。不安が強く、泰子さんのちょっとした変化に動揺し、医療機関に相談される日々が続いていました。また、そうしたお母さんの状態を見て泰子さんも動揺するという悪循環《あくじゅんかん》が続いていたのではないかと思います。

ですから、まずお母さんの不安な気持ちがしっかりと受けとめられる必要があるのです。泰子さんのお母さんも、ご自身のお気持ちが安定してゆく中で、泰子さんの病気や障害に正面から向かい合うことができるようになってゆかれました。特に療育手帳の取得は、お母さんが泰子さんの障害をあるがままに受け入れることができるようになったことを象徴する出来事だったと思います。

○障害を等身大に受けとめ、実行可能な生活設計を描く

四つ目は、「障害を等身大《とうしんだい》に受けとめ、実行可能な生活設計を描くこと」の大切さです。

私たちは病気になる以前の状態を追い求めて、「もっとできるはずだ」と子どもに知らず知らずのうちに圧力をかけ続けていることがあります。子どもは両親の期待を敏感に感じ取り、それに応《こた》えようとします。

しかし、泰子さんの場合もそうでしたが、てんかん発作が続き、それを抑《おさ》える薬を飲んでいると、意識レベルの低下などによって周囲の期待に応えることができない場合があり、現実との間にギャップが生じてきます。その結果、子どもは失敗体験を積み重ね、次第に自信をなくして、周囲に心を固く閉ざしてしまいます。

目標を立てて努力することは必要ですが、過度な期待は子どもを追い詰《つ》めてしまいます。無理なく実行できる生活設計や目標を立て、一緒に実践《じっせん》して「成功体験」を積み重ねることがとても大切です。

泰子さんも、不安を感じていた専門学校の海外修学旅行への参加をやめ、近くの観光地へ家族で旅行することになったとき、喜んで旅行のことを話してくれました。また、大好きな折り紙や、専門学校の課題に意欲的に取り組むことによって徐々に自信をつけ、卒業後の歩みへとつながっていったと感じました。何よりもそのことを通して、泰子さんが生き生きと毎日を過ごせるようになったことがうれしい限りです。

○薬によって力ずくで治療することの危険性

五つ目は、精神に影響を与える薬を投与すること、つまり薬によって病気を力ずくで抑え込もうとする治療の危険性です。これは、神経疾患《しっかん》の診療に携《たずさ》わる医師として、私自身への戒《いまし》めの意味も込めて、考えなければならない点です。

もちろん、抗てんかん薬や抗不安薬は必要な薬であり、決してその重要性を否定するものではありません。

しかし、そうした薬を使用するときには、薬を飲んでいる子どもの状態を常に自分の目で確かめ、話をして、肉体的、精神的、社会的、スピリチュアル（霊的《れい》）な全側面をトータルに見続けて判断する必要があるのです。

私が泰子さんに具体的に行ったことは、泰子さんの話を徹底して受容的に聴き、気持ちを受けとめようとしたこと、彼女のやる気や意欲を引き出す関わりをし続けたこと、社会的な環境を整えるアドバイスをしたこと、そして抗てんかん薬を減量したことでした。

以上のことを、私自身、決して忘れずに、これからも日々の診療に向かってゆきたいと思っています。

6　どんなに重い障害があっても、必ずコミュニケーションはできる

——一カ月以上、夜間一睡《いっすい》もせずに大騒《さわ》ぎする三歳九カ月男児
《重度精神遅滞《ちたい》、情緒《じょうちょ》障害、てんかん、協調運動障害》

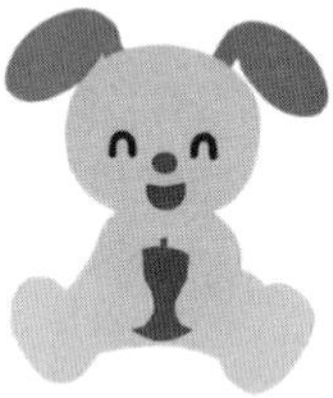

○診察室で泣き叫び、走り回る太郎君

西山太郎君は、重度精神遅滞、てんかんがあり、またアトピー性皮膚炎で常に全身をかいていました。家にいれば大暴《あば》れをし、外に出れば所かまわずひっくり返り、昼間だけでも大変なのに、この一カ月間は夜もほとんど眠らずに大声で泣き叫《さけ》び、近所から苦情も来

て、お母さん自身がよく眠ることができない状態でした。また、どんなに強い睡眠薬を使用してもまったく効果がないということでした。

一回目の診察では、ただ泣き叫ぶだけで部屋の中にまったく入ることができず、そのときはやむなく帰ってもらったほどでした。

その後、何度か診察室に来られましたが、初診より約九週間後の診察のとき、私は太郎君とお母さんに何とかして元気になってもらいたいと強く願い、お母さんの話をじっくり聴かせていただいていました。

すると、お母さんの心の中に太郎君を受け入れられない想いがあり、太郎君との間に距離があることが感じられてきたのです。そして、太郎君が夜間騒ぐために近所の人たちから苦情が来て、お母さん自身が困惑《こんわく》し、「この子をねじ伏《ふ》せてでもおとなしくさせたい」と、気持ちが動転《どうてん》していることが見えてきました。

言葉をまったくしゃべることができない太郎君は、お母さんとのつながりが希薄《きはく》なために孤独感や恐怖感、怒りで心が満たされてしまい、それがこのような行動を引き起こしていると感じました。

私は、そのことをお母さんにお話ししてゆきました。するとお母さんは、何かに気づかれた様子で、涙を流しながらこうおっしゃいました。

「……よく分かりました。でも先生、私にもこの子を受け入れられる心があるのでしょうか。一体どうしたらよいのでしょうか……」

それは、まさに魂の叫びのようなお声でした。私は、その切実《せつじつ》さを全身に感じて、必死でお話ししていました。

「必ずできます。お母さんであれば、赤ちゃんがお腹《なか》にいたとき、『どんな子が生まれるだろう。生まれてきたら、あれもしてあげたい、これもしてあげたい』と思ったでしょう。その気持ちです。お母さんが、お腹の中にいた太郎君に抱《いだ》いたその気持ちで接してほしいのです。……また、お母さんの感動したことを伝えてほしい。たとえば、夜空の星の煌《きら》めきに感動した気持ち、花を見てきれいだなと心が和《なご》んだ想いを彼に伝えてほしいのです。太郎君は、そのようなお母さんの言葉を待っていますよ……」

お母さんは、「分かりました。そうしてみます」と何度もうなずかれていました。同時に、興奮を抑《おさ》えるための薬も処方《しょほう》しました。しかし、あくまでも薬は対症療法《たいしょうりょうほう》であることを伝えました。

○太郎君のその後の経過

その二週間後（初診より約三カ月後）、診察室を訪《おとず》れたお母さんはすっかり元気になっていらっしゃいました。

不思議なことに、私がお母さんにお伝えしたように太郎君に接すると、一～二日で夜間騒ぐこともなくなったとのことでした。

そして、その一カ月後、太郎君はさらに元気になり、朝、夕二回服用していた薬は夕方一回でよくなったのです。時々パニックを起こすこともありましたが、障害児専門の保育施設や私たちの病院に通《かよ》っていらっしゃいました。二〇〇四年の四月からは養護学校の一年生になり、元気に学校に通っています。あれほどひどかったアトピー性皮膚炎も、すっかり改善しています。

お母さんは、「この子は大変手がかかる子で、パニックを起こし続けていた頃《ころ》は、どうしてよいか分からず死んでしまいたいと思ったこともあります。しかし、保育施設に通い、病院で訓練を受けて、今年養護学校に入学できました。家族が何とか生活できることに感謝しています。私は決して良い母親ではないけれども、これからも頑張《がんば》ってゆきたい」とおっしゃっています。

○どんなに重い障害があってもコミュニケーションはできる

太郎君のケースを振り返ると、お母さんの気づきによって起こった太郎君の劇的な変化に驚嘆《きょうたん》するとともに、人間が抱く潜在的《せんざいてき》な力に畏怖《いふ》の想いを感じずにはいられません。

お母さんの感じ方が変わり、太郎君への関わり方が変わることによって太郎君が癒《いや》され、眠っていた内なる力――自然治癒力《ちゆりょく》が引き出されたのだと思います。

「どんなに重い障害があってもコミュニケーションはできる」「必ず内なる可能性を引き出す道がある」――。太郎君親子との出会いは、そのことを私たちに教えてくれているのではないでしょうか。

7
重度脳性麻痺の子が、コンピューターで想いを語り始めた

――全介助《ぜんかいじょ》が必要で言葉もしゃべれない十一歳男児

《アテトーゼ型脳性麻痺《のうせいまひ》》

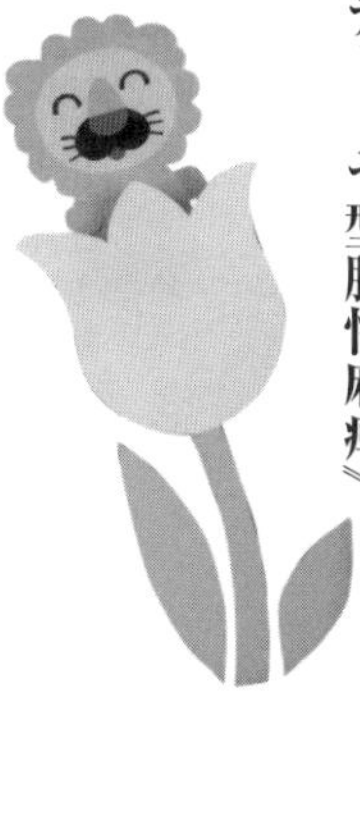

○誕生時の強い黄疸により、重度の脳性麻痺に

井上浩一《こういち》君は、生まれたとき黄疸《おうだん》が強く、交換輸血《ゆけつ》や光線療法などの治療を受けましたが、核黄疸後遺症《かくおうだんこういしょう》のアテトーゼ型脳性麻痺という重い発達障害が残ってしまいました。小さい頃《ころ》はてんかん発作《ほっさ》もありました。首のコントロールも十分ではないため、通常は車椅《い》子《す》の上で生活しています。

手足の筋肉は何もしないときは柔らかなのですが、何かしようとすると全身に強い緊張が起こり、体全体が反《そ》り返って、手足を自由に動かすことができません。ときには、呼吸をするのも困難になります。食物を食べるときも緊張が入って、むせることがよくあります。水がうまく飲めないので、毎朝一回、お母さんが胃に管《くだ》を入れて、直接胃の中に水分を注入しています。

体が小さく、日常の生活動作はすべて介助が必要です。声は出せますが、言葉をしゃべることはできません。

私が最初に浩一君に出会ったのは、一九九一年八月、浩一君が一歳三カ月のときでした。自分でコントロールすることが難《むずか》しい不随意《ずいい》の運動が手足にあり、一人で姿勢を保つことができず、緊張を和《やわ》らげたり、てんかん発作を抑《おさ》えたりする薬を内服《ないふく》していました。また、食べることがうまくできず、嘔吐《おうと》しやすく、呼吸器感染症《かんせんしょう》で入退院を繰《く》り返していたのです。お母さんは、浩一君を出産した後に体重が急激に増え、そのために肝《かん》障害を起こして治療をされていました。

生まれたときから引き受けざるを得なかった過酷《かこく》な試練——重い障害に、浩一君は不安と緊張でいっぱいの様子でした。お母さんも、この状況をどのように受けとめてよいのかよく分からない様子で、戸惑《とまど》っていらっしゃいました。

私は、大きな目で私の顔をじっと見つめる浩一君と、背負った重荷《おもに》に今にも崩《くず》れそうなお母さんを、何とか助けて差し上げたいと強く願わずにはいられませんでした。

その後、浩一君とお母さんは、理学療法や作業療法など、体を自由に動かせるようにする訓練を開始し、私の外来にも定期的に通《かよ》ってこられるようになりました。

○養護学校小学部に入学するまで――一九九一年八月～一九九七年三月

小さい頃の浩一君は、緊張で夜間よく眠れず、寝る前に睡眠のための内服薬や坐薬《ざやく》を使っていました。また、よく泣く子で、いったん泣き始めると、なかなか止まりませんでした。

その当時の私は、浩一君の状態を見て、「一度障害を受けた神経細胞は修復しない」「重度の脳性麻痺は治《なお》らない」と半《なか》ばあきらめていました。

そして、浩一君の心と体をトータルに受けとめるのではなく、浩一君の呼吸困難、嚥下《えんげ》困難（飲食物の咀嚼《そしゃく》や飲み込《こ》みが困難になること）、胃食道逆流《いしょくどうぎゃくりゅう》現象など、体の一部分の治療に意識が向かっていました。そのため、「緊張が強ければ、薬を投与《とうよ》すればよい」と、ごく自然に考え、症状を抑えるために薬を増やしていたのです。

お母さんは、現実の圧迫に押しつぶされそうになりながらも、常に前向きに浩一君と向かい合っていました。他県《たけん》にいる妹さんの家に、浩一君と母子でお世話になりながら、通院のために自動車免許を取得し、毎日のように病院や発達障害児通園施設に通われました。また、浩一君の胃に管《くだ》を入れて水分を注入する技術も習得してゆかれたのです。

お母さんは、浩一君の可能性を誰《だれ》よりも強く信じていました。浩一君は特に緊張が強く、緊張を軽減させる薬を使用せざるを得ませんでした。しかしお母さんは、その薬を使うことによる意識レベルや筋緊張の低下が浩一君の発達を妨《さまた》げることを心配して、「浩一の意識レベルが落ちる薬は必要最小限にしてください。強い薬は使わないでください。私が浩一を抱《だ》いていると緊張が少なくなるので、抱くようにしていますから」と懇願《こんがん》されたのです。そして、そのことで自分の体にどんなに負担がかかっても、緊張を低下させる薬の増量を望まれませんでした。私は、お母さんのお気持ちに心打たれ、何としても応《こた》えたいと思いました。

そして、浩一君とご両親を支えるために、ケースワーカーや看護師と共にご家庭に赴《おもむ》き、生活面で療育《りょういく》指導をしたり、訪問看護師を派遣《はけん》したりしました。

○養護学校小学部入学後——一九九七年四月～二〇〇一年三月頃まで

小学校入学後、浩一君は徐々に体も大きくなり、元気に通学するようになりました。定期的な機能訓練のために通院は続けていましたが、呼吸器感染症で入院することはほとんどなくなりました。しかし、緊張の亢進《こうしん》や力の入り具合のアンバランスに伴う背骨の変形（側彎《そくわん》）、また股関節脱臼《こかんせつだっきゅう》などの問題が新たに生じ、整形外科の先生方に対処《たいしょ》をお願いしていました。

この頃より、私は外来で浩一君の目を見つめ、手を握《にぎ》って直接話しかけるようになってゆきました。浩一君の心に渦巻《うずま》いている、体の不自由さに対する悔《くや》しさ、将来に対する不安、コミュニケーションができないつらさ、もどかしさ、またお母さんや周囲の人に対する思いやり……そうしたさまざまな想いを深く受けとめるようにしながら関わってゆきました。

お母さんには、このようにお話ししていました。

「浩一君は体が不自由なだけで、心は私たちとまったく同じ感性を持っています。これほどの障害を引き受けて生きている浩一君の魂は、私たちよりはるかに強いものを持っているのではないかと感じます。そのことを信じて関わり続けましょう。また、コンピューターなどを使ったコミュニケーションの方法を獲得するとよいですね」

お母さんは前向きに、明るく、浩一君と接してゆかれました。養護学校の先生方も熱心で、学校での緊張が強く、自分たちだけで対処し切れないときには、直接病院を訪問され、私たちや訪問看護師の話を熱心に聞かれました。

私はその都度《つど》、「浩一君が緊張するには、必ず理由があるはずです。私たちが何でもないと思って気にも留《と》めないことでも、浩一君にとっては大きな事件であったりします。そのことを浩一君の目線に立って探《さが》してください。また、浩一君が『理解できる、できない』の判断は横に置いて、どんなことでも分かりやすく、明快に話をしてください。薬はあくまで対症療法《たいしょうりょうほう》として使いながら、緊張の原因を探してゆきましょう」と話をしながら、現実的に対処してゆきました。

お母さん、お父さん、養護学校の先生方、医師、訓練士、外来看護師、訪問看護師、ケースワーカーの方々の連携《れんけい》の中で、浩一君の渾身《こんしん》の一日一日が重ねられていったのです。

○「すべての国をさそって戦争したら、なおのこと止められなくなるよね」

最初の出会いより十年近くの歳月が流れ、小学部五年になった浩一君は、習い始めたコンピューターで自分の想いを少しずつ周囲に伝えることができるようになってきていました。

浩一君は、私たちが想像している以上に理解力のある子だという印象を持っていましたが、言葉をしゃべることがないので、知能指数は約一〇（標準は八〇～一二〇）、すなわち一～二歳前後か、よく評価しても三～四歳の知的能力だと考えていました。

そして、二〇〇一年九月十一日、アメリカ合衆国のニューヨークを中心にテロ事件が起こり、その後、テロに対する報復《ほうふく》行為としてアフガニスタンでの戦争が避《さ》けられない情勢になってきたときのこと――。大好きなテレビ番組である夜十時の総合ニュースを見ていた浩一君は、コンピューターを使って、「すべてにさそってくにせんそうしたらなおのこととめられなくなるよね」(「すべての国をさそって戦争したら、なおのこと止められなくなるよね」との意味)という想いを、周囲の人たちに伝えたのです。

実際に言葉を使ったことがない経験不足から、つたない日本語ですが、浩一君の溢《あふ》れる想いが周囲の人たちに伝わっていきました。浩一君はこの一言を、何時間もかけて表現したと聞いています。

生まれたときから重度の障害を抱《かか》え、言葉をしゃべることもできず、自分の体も自由に動かせず、食べることも飲み込むことも、呼吸することさえ自由にできず、泣いてばかりいた浩一君――。その心の中に、これほどの可能性が眠っていたとは夢にも思いませんでした。その場にいた先生方やお母さんも感激し、驚くばかりだったとお聞きしています。私も、お母さんからそのエピソードを伺《うかが》ったときは大変うれしく、感動せずにはいられませんでした。

現在、浩一君は自分で緊張をある程度コントロールできるようになってきています。使っている薬も驚くほど少ない量ですんでいます。

そして、二〇〇二年十一月には、「TL（トータルライフ）人間学講座」（高橋佳子《けいこ》氏が提唱《ていしょう》される「TL人間学」を学ぶ場）にご両親と一緒に参加し、高橋先生のお話を直接聞くことができました。講座の開始前は、車による長時間の移動と、緊張で泣き出してしまった浩一君でしたが、講座が始まると元気になり、合計三～四時間のプログラムを身じろぎもせずにじっと聞いていました。その浩一君の姿に、私は改めて人間の魂の強さと無限の可能性を感じました。

講座が終わって、浩一君に「今日は来てくれてありがとう。僕の最も尊敬する先生のお話はどうだった？　素晴らしいお話だったね」と声をかけると、浩一君はうれしそうににっこりと微笑《ほほえ》み、大きな目で私の顔を見ながら、「そうだ」と言うように、大きくうなずきました。

浩一君は、二～三カ月に一度、私の外来を訪れます。お母さんによると、私と会う前日はうれしくて、夜はほとんど眠れないとのことです。私も、彼に会って話ができることを何よりの楽しみにしています。これからも、さらに彼の可能性が開かれていくことを心より願わずにはいられません。

○お母さんからのお手紙

ここで、浩一君のお母さんより頂いたお手紙をご紹介します。

「息子の浩一は、一九九〇年四月、予定日より約一週間早く生まれました。私が早期に破《は》水《すい》し、その後高熱が出て難産《なんざん》となり、吸引分娩《きゅういんぶんべん》で生まれた息子はチアノーゼがありました。すぐに保育器に入り、数日後、黄疸が強くなって交換輸血を行いましたが、そのときはすでに遅かったようです。初めての子どもで、障害について何の知識もなかったので、『首のすわりが遅いなぁ』と思うくらいで何も気づきませんでした。夜泣きがひどく、生後六カ月くらいから約一年間続き、とても大変だったことを覚えています。生後三カ月より発達障害児専門の国立病院に通院する日々が始まりました。

一歳頃に、息子の病名が脳性麻痺（アテトーゼ型）であると知り、障害に関する専門の本を何冊も読みました。私は現実を受けとめられず、奈落《ならく》の底に落ちました。ストレスで数カ月の間に体重が増え、生きることをあきらめてしまおうと思ったこともありました。黄疸が原因で障害を持つことになるとは、思ってもいませんでした。この頃は、泣いていることの方が多かった気がします。息子の障害は、『何かしたいな』と思うと、体が緊張してしまい、思い通り動かせなくなるのが特徴です。

同じ頃、発達障害児の専門病院のうわさを聞き、T病院の近くに引っ越してきて、一歳三カ月より通院が始まりました。ほぼ同時期から、市立の肢体《したい》不自由児通園施設へ母子通園を始めました。また、通園のために車が必要だったので、他県にいる妹のところに母子で世話になりながら、教習所で普通自動車免許を取りました。

息子が三歳になった頃、近隣の市にある心身障害者福祉センターのプールへも通い始めました。最初はプールに入るだけで緊張していたのに、やがて水を怖がらなくなり、今ではリラックスしてプカプカ浮いて楽しめるようになっています。プールのおかげもあり、体力的にも安定し、病気になることも少なくなってきました。

一九九七年に養護学校へ入学してからは、体は小さいながらも、身長も体重も大きく増加しました。先生方も、いろいろと工夫《くふう》して授業をされているようで、新しい発見や友だちとのやりとりがあって、学校へ行くことが楽しい様子でした。食べることは大好きなので、給食の時間は学校生活で楽しみの一つですが、食事形態は、年を重ねるごとに食べやすく、飲み込みやすく工夫したものにならざるを得ません。学校では離乳食《りにゅうしょく》の初期（ミキサーでマッシュにした状態）です。自宅でもおやつ以外はマッシュです。

小学校に入学してから「静的弛緩誘導法《せいてきしかんゆうどうほう》」（脳性麻痺児を中心とする動作の発達の遅れた子どもに体の動かし方を教える基礎的な方法）に出会い、月に一回指導を受けています。六年経った今、体のことを理解し、緊張を緩《ゆる》めることを少しずつ覚えていっています。

息子は言葉をしゃべれないので、自分の想いを伝えることが難しく、どれくらいのことを分かっているのかはっきりしませんでした。小学校五年生の頃、大学のS先生とお会いする機会があり、パソコンで五十音表を使ってスイッチを押しながら文章を作成するという方法を教えてもらいました。横の行は、「あかさたなはまやらわ」が並び、縦の行は、「あいうえお」が並んでいました。慣《な》れるまでに時間はかかりませんでした。

息子は、今までたまっていたものを吐き出すように、文章にしてゆきました。経験不足や知識不足から自分の想いをうまく伝えられず、ますます緊張したり、葛藤《かっとう》したりすることもありますが、いつの間にか文字を覚え、言葉につないでゆくことを学び、回を重ねるごとに息子がいろいろな想いを抱いていることが分かり、驚きました。

今も、月に一度、土曜日に学校の教室を借りて、大学のS先生とパソコンを使って言葉のやり取りをしています。お互いに慣れて、信頼関係もでき、楽しみな六十分間です。親以外の人たちとの関わりは、今後の息子の成長にとって大切なものになると考えています。

私は母親になって子育てをしていたつもりが、実は息子によって親に育ててもらっていたのかなと感じています。息子は勘《かん》がよく、甘え上手《じょうず》で、私の心の中を見通してしまいます。息子には嘘《うそ》がつけません。いつの頃からでしょうか、何でも話をし、つらいときはつらい、楽しいときは楽しいと、言えるようになってきました。

息子の食事介助は抱っこで食べさせるため、緊張が強いと私の左肩と腕《うで》に負担がかかります。あるとき、左肩と腕が痛みで動かなくなって、息子の大好きな食べることの介助ができなくなったことがありました。そのときは、何の役にも立たなくなった自分を責め、生きていても仕方ないと思いました。人は誰《だれ》かに頼られ、頼っているから生きていけるのだと、そのとき感じました。息子は私の心を感じ、そっとそばにいてくれました。私の肩や腕の痛みは治療を続けることで、少しですが良い方向に向かっています。

息子は現在、養護学校中学部一年生です。中学部の学校生活に予想よりも早く慣れてゆきました。毎年、先生が代わるたびに不安を抱えていましたが、息子なりに成長しているようです。授業もいろいろなことに興味を持ち、楽しく取り組めているようです。これから、身体的にも、精神的にも変わっていくことと思います。不安はありますが、相談し合いながら、楽しく、前向きに生きていけたら、そして生かされたらいいな、と思っています。

息子はいろいろな人たちとの出会いに恵まれ、その中で共に育てられ、生きてきました。母の私も育てられた一人です。息子が私の子どもとして生まれてきてくれて、共に生きてきたからこそ感じること、学んだことがたくさんあります。ピンチをチャンスに変える生き方が少しずつ身についています。

あなたに出会えて本当によかった——。感謝しています。

最後に、息子が表現してくれた想いをお伝えしたいと思います。

『むいしきがいけないほんしつをあかしたので、いやだ。じんるい』（二〇〇二年十一月二日）

『いけない、ころしては。にんげんいたみをわかちあっていかなければいけない。ほか

のいきもの　まきこんでしまう　かなしい』（二〇〇三年二月二十二日）
『にくしみがあらそうしかない　せきにんのれきしのはんせいをせまる』（二〇〇三年三月二十二日）
『まちかねた　ちいさいあいのゆめ、ひをつけてよい　あすをたのしめるひがきたこと。ゆめはのぞむことさえむずかしい』（ゆめ＝平和の意味。『今は平和を望むことさえ難しいが、明日が平和でありますように』との意味。二〇〇三年十二月二十七日）

息子はニュースや天気予報を見るのが好きです。その時々の出来事の中で一番強く感じたこと、伝えたいことを文字に託《たく》しています。誰かに、自分の想いを伝えることの難しさはこれからも続くと思います。これからも山あり谷ありでしょうが、息子が日々の生活の中でいろいろなことを学び、自分の気持ちを伝えてゆく勇気と自信を育ててゆけることを願って、見守り、愛し続けてゆきたいと思います」

○可能性を徹底的に信じて関わり続ける

浩一君との出会いの中で最も強く感じたことは、「子どもたちの中に眠る無限の可能性」と、その可能性を徹底的に信じて関わり続けることの大切さでした。

特に、お母さんの関わりと、浩一君とお母さんの想いを大切に受けとめて、どんなときもお母さんに協力的だったお父さん、さらには浩一君の療育に関わって下さったS先生、学校の先生方、同じ障害をもつ子どもたちのお母さん（学校の保護者）、病院の訓練士、訪問看護師、ケースワーカー等々、皆さんが浩一君の可能性を信じ、協働していったことがすばらしかったと思っています。

浩一君の経過を注意深く振り返ってみると、浩一君の成長が、一九九七年頃（小学校入学）を境《さかい》として、明らかに質的に異《こと》なっていることが分かります。

一九九七年以前、私は何とかして浩一君を支えたいと思って関わっていましたが、まだTL人間学による医療実践《じっせん》に目覚めていなかった私の中には、いつも「重い神経難病はどうにもならない」というあきらめにも似た感情が通奏低音《つうそうていおん》のように響いていました。その想いが、浩一君の人生全体に目を向けることを阻《はば》んできたと思います。そして、浩一君の緊張状態、呼吸困難、摂食障害などの臨床《りんしょう》症状の解決だけに心を奪《うば》われていました。

しかし、ＴＬ人間学を学び、人間と人生に対する理解が少しずつ深まってきた二〇〇〇年から二〇〇一年頃より、浩一君とご両親の人生そのものを引き受ける態度に変わってきたように感じています。

私は、浩一君やお母さんと会って話をすることが楽しくて仕方がありません。浩一君は、ご両親の目や私の目の中に映る自分の姿を見ることによって、自分自身の可能性を確信していったのではないかと思っています。

8 あるがままの現実を受け入れて愛したとき、子どもの成長が始まった

――誕生直後に大脳と脊髄《せきずい》に重い障害が生じた一カ月半女児

《新生児期の脳梗塞《のうこうそく》・横断性脊髄損傷後遺症《そんしょうこういしょう》による下半身麻痺《まひ》》

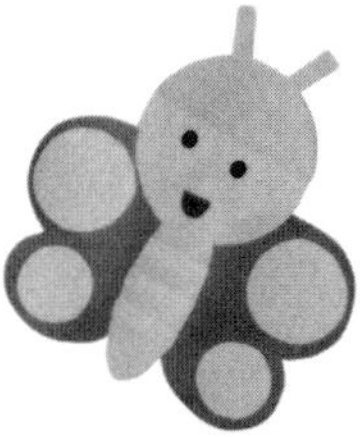

○未熟児で生まれ、重い障害が……

未熟児で生まれた山田広美《ひろみ》さんは、生後二日目に、多血症《たけつしょう》で血液が濃くなって血管内で血液が固まり、その固まり（血栓《けっせん》）が全身の臓器に飛んで、特に中枢《ちゅうすう》神経系に重い後遺症を残してしまいました。ＭＲＩ検査をすると、大脳には脳梗塞像（脳の血管が詰まって脳

の組織が働かなくなってしまった状態）が何カ所にも認められました。また、脳波異常があり、てんかん発作《ほっさ》もあったために抗《こう》てんかん薬を服用しなければなりませんでした。広範《こうはん》にわたる大脳の障害によって、将来は脳性《のうせい》麻痺になり、言葉の獲得も難《むずか》しく、重度の知的障害が合併《がっぺい》するのではないかと考えられました。また、脊髄は第十―十一番目の胸髄《きょうずい》が障害され、下部胸髄から上部腰髄《ようずい》にかけての横断性脊髄損傷で両足がまったく動かず、知覚もなく、かつ排尿、排便も自分ではコントロールできない状態でした。二カ月半のときに私の診察室を訪れて以来、十一歳（小学校五年生）になった現在までずっと関わりが続いています。

○予想以上の成長を遂げてゆく広美さん

初診時は、病気がとても重症だったので、お母さんに病状のすべてについて話すことができませんでした。そのときは、とにかく尿路系《にょうろけい》の感染を起こさないこと、てんかん発作に注意することなどをお伝えしながら、希望を失わずに下半身を中心とした機能訓練を続けるようにお話ししたことを覚えています。そしてその後も、広美さんとお母さんを懸命《けんめい》に励《はげ》まし続けました。

広美さんはその後、予想していた以上にどんどん成長してゆきました。心配していた言語障害もなく、まったく正常に言葉が話せるようになったのです。てんかん発作もほとんどなくなりました。

また、ある時期を境《さかい》にお母さんの表情が明るくなり、積極的に広美さんとの関わりを楽しむようになってきたと感じています。広美さんは、四～五歳頃には装具《そうぐ》をつけて歩行できるようになり、現在は普通小学校に通っています。体は小さいけれど頑張《がんば》り屋の広美さんは、意志が強く、いつも明るく前向きで、学校や病院の人気者になっています。

○お母さんからのお手紙

広美さんのお母さんよりお手紙を頂いていますので、ご紹介します。

「私が広美の顔を初めて見たのは、出産して二十四時間後のことでした。帝王切開《ていおうせっかい》での出産で、『保育器に入っている赤ちゃんに会うのは、自分で歩けるようになってから』と言われていたので、必死になって歩こうとしたのを覚えています。『小さいけれど元気ですよ』と言われ、自分で赤ちゃんに触《ふ》れてみて安心したのもよく覚えています。

けれど、出産後三日目の朝、主人と病院の看護師長さんが私の病室のベッドサイドに来て、『昨日の夜、赤ちゃんが発作を起こし、危篤《きとく》状態になった。命は助かったが、これから先どんな障害が出るか分からない』と話し出しました。私は何を言われているのかすぐには分からず、ただ茫然《ぼうぜん》としていました。すぐに赤ちゃんのところに行くと、昨日までと違い、いろいろな器具や点滴《てんてき》の針などがセットされて、痛々しい状態でした。

先生の話を聞いて、私は泣き崩《くず》れました。『検査をしてみないと分からないが、多分右半身に強い麻痺が残るだろう』——そのようなことを聞いたように思います。ミルクも自力では飲めない状態で、看護師さんがチューブを鼻に通し、そこから流し込んでいました。私はそれを凝視《ぎょうし》することができませんでした。母親なのに赤ちゃんに触れるのさえ怖《こわ》かった。

けれど、発作を起こしてから三~四日後、体についていた器具も少なくなってミルクも口で飲むようになり、どんどん回復してゆきました。さらに数日たつと保育器からも出られるようになり、看護師さんや先生方もその回復ぶりにはびっくりされていました。先生は『右半身が……』と話をされていましたが、手もバタバタと動かすようになり、体重も徐々に増えてゆきました。私はそのとき、『この子は元通り元気になるのだ、きっとそうに違いない』と思いました。

一カ月半が過ぎ、退院の日が来ました。しかし、広美は足を動かすことはありませんでした。先生に脊髄の損傷による下半身麻痺と言われ、小児リハビリの専門病院でのリハビリを勧《すす》められて、生後三カ月より手足の動きをよくする理学療法の機能訓練を始めました。私は、『広美の足はきっと元通りになる。頑張れば大丈夫。絶対に負けるものか』という気持ちでした。

病院に来て、多くの重度障害児がいることに、まずショックを受けました。そして、『この子もこの病院に通《かよ》うほどの障害なのか⁉』と思うと、目の前が真《ま》っ暗になりました。そのときの私は、周りのことは目に入りませんでした。他の子どもたちの頑張っている姿、目の輝きなどはどうでもよいと感じていたのです。ただ広美のことしか目に映らず、心配で、不安で、それでも頑張らなければいけないと思い、がむしゃらでした。『この子の足はきっと動く。歩けるようになる。障害児ではないのだ。私がそれを認めてしまったら負けてしまう……』。

そう思い込んでいました。

先日、許斐《このみ》先生に、『ある時期を境にお母さんの表情が変わりましたね。きっとそのときに心の変化があったんでしょうね』と言われ、私はびっくりしました。

他人である先生の目から見てもそんなに分かるものだったのか……。と同時に、広美の担当医である先生が母親の心の変化まで見ていたとは――。確かに私は、先生が言われるように変わったと思います。いつとは明確に分かりませんが、日常の小さな出来事がきっかけで広美の障害を自分自身が受け入れ、認めたときからのような気がします。

広美が保育園に通い始めて数カ月が経《た》った、夏の暑い日でした。保母さんよりの連絡ノートに、『外遊びをし、部屋に戻るとき、みんなで足を洗った。汗をかいていたので、冷たい水で足を洗うと、〈すごく気持ちいい〉ととてもうれしそうな顔で答えた』と書いてあるのを読んで、強いショックを受けました。私も暑い日には行水《ぎょうずい》をさせたり、プールに入れたりしていました。しかし、足にかかった水を『気持ちいいね』と語りかけたことはありませんでした。

そのとき、『冷たいと思う気持ちなど分からないと決めつけていた。私は大切なことを忘れていた。もう少しで手遅れになるところだった――』と思いました。そして、『なぜ、今までこんな簡単な、当たり前のことをしなかったのだろう。なぜ、素直な気持ちで広美に接しなかったのだろう。今まで私は何に負けたくなかったのだろうか。気づいてよかった、今からでも遅くない』と思いました。

それからは気持ちが楽になり、自然に振るまえるようになりました。広美のほんの少しの成長でも素直に喜べるようになり、焦《あせ》りも苛立《いらだ》ちもなくなりました。

通院し、理学療法の訓練を始めて十一年目に入ります。赤ちゃんだった広美も、たくましく成長し、小学校五年生になっています。今は乗馬や自転車乗りなどいろいろなことに楽しみながらチャレンジし、訓練しています。

今は、『何がなんでも頑張ろう』ではなく、楽しみながら頑張っています。これは自然な姿だと思っています。なるべく広美の視野を広げるように、いろいろな所へ連れて行ってあげようと思います。周囲の方々にも、障害のある子どもも皆と同じだということを見てほしいと思っています。

かわいくて優《やさ》しい広美は、私たち家族の自慢《じまん》の娘です。これから先、問題や壁はたくさん現れてくると思いますが、広美ならそれを乗り越えてくれると信じていますし、やり遂《と》げてほしいと願っています。

最後になりましたが、ここまで広美が成長できたのも、信頼できる先生に出会えたからだと思います。その影響力は大きく、広美と私は、人とのつながりの中で強く優しくなれたのだと思っています。許斐先生には心から感謝しております。これからも見守っていてください」

○どんなに障害が重くても、子どもは成長する力を秘めている

このお手紙を読ませていただきながら、重度の障害を抱《かか》え、小さくて弱々しかった広美さんと、娘の障害をどのように受け入れてよいのか分からず、もがき苦しんでいらしたお母さんとの、約十一年前の出会いを思い出していました。そして、あのときのお二人がここまで明るく、たくましく成長されたことが、何よりもうれしくてなりませんでした。

そして、お母さんがお手紙の中で書かれていたように、「大切なことを忘れていた。もう少しで手遅れになるところだった」と気づかれたことが深く心に残っています。

一生懸命頑張っていらっしゃいましたが、広美さんの障害を受け入れられず、焦る気持ちを強く持っていたお母さん……。しかし、広美さんのみずみずしい感性とたくましく成長してゆく姿に触れられたとき、生かされている感謝とともに、障害を持ったあるがままの広美さんのすべてを受け入れ、愛せるようになってゆかれました。

発達障害は、一生、障害とつき合って生きていかなければなりません。しかし、どんなに障害が重くても、子どもたちは成長する力をその内に宿しています。その子にしか存在しない、輝くものを持っているのです。発達障害を持って生きる子どもたちは「だめな子」ではなく、障害を引き受けることのできる強い子どもたちです。

ならば、その子どもたちの内なる力を信じて、全力でぶつかってゆきましょう。そうすれば、必ず道は開けると私は確信しています。

9 重い知的障害があっても、魂の感性ははたらいている

――摂食障害、過換気症候群《かかんきしょうこうぐん》を繰《く》り返す二十歳女性

《レット症候群、精神遅滞《ちたい》、てんかん、協調運動障害》

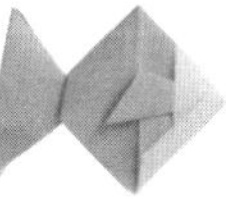

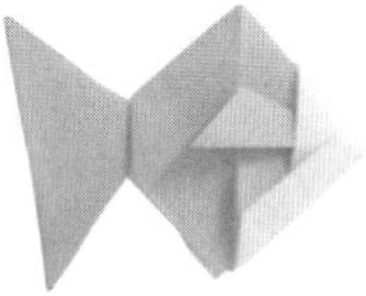

○レット症候群は、女性に特有な神経難病

レット症候群は、知的および運動発達の重度発達障害を起こす女性特有の病気です。脳代謝《たいしゃ》異常を起こす遺伝子病で、症例の七五％はX染色体の遺伝子異変《いへん》によることが報告されています。

多くは乳幼児期（生後六カ月〜一歳六カ月）より運動機能の遅れが始まって、やがて歩行が不安定になり、周囲への関心が乏《とぼ》しくなって、出ていた言葉も消失《しょうしつ》し（自閉的な知的退行）、両手を互いにもんだり、こすったりするような常同《じょうどう》行動が始まります。てんかん発作《ほっさ》や嚥下《えんげ》障害（飲食物の咀嚼《そしゃく》や飲み込《こ》みが困難になる障害）、呼吸障害、睡眠障害などもしばしば認めます。

○通所施設の定期健診で由美子さんに出会う

安田由美子さんは、生まれたときは何の障害もありませんでしたが、一歳頃《ごろ》になっても周囲への関心が乏しく、歩くのも遅かったので、お母さんは近くの市立病院に相談に行かれました。

三歳頃より市立の発達障害児専門の保育施設に通《かよ》うようになりましたが、その頃はパニックで手がつけられなくなったり、多動《たどう》で目が離せなかったりしたそうです。五歳頃より、てんかん発作が始まり、抗《こう》てんかん薬の服用を始めました。七歳頃からは手もみの常同行動が始まり、ほぼ同時期より拒食による脱水で入退院を繰《く》り返したそうです。その頃、大学病院を紹介され、レット症候群と診断されたのです。養護学校卒業後は通所施設に通っていました。

私が初めて由美子さんにお会いしたのは、一九九八年九月（由美子さんは二十歳）、障害者通所施設の定期健診のときでした。その後、由美子さんは、私の診察室を訪れるようになりました。最初、出会ったときは、言葉をしゃべることもできず、落ち着かずに手もみ動作をしたり、上半身を前後に動かしたり、髪をしきりにさすったりする常同行動を繰り返して、チラリと私を見るのですが、ほとんど視線を合わせようとしませんでした。

また、時おり爪《つめ》を噛《か》んだり、手を車椅子《いす》に打ちつけたりする行為を繰り返していました。手足の筋肉の緊張が低く、介助者《かいじょしゃ》がいれば少し歩くことができましたが、一日の大半を車椅子の上で生活していました。緊張している様子で、手のひらから汗がベッタリ出ていました。また、急に呼吸が速くなり、苦しそうな顔をして常同行動が強くなることも見られました。

てんかん発作を時々認めるので、抗てんかん薬や抗不安薬を服用していて、特にてんかん発作は電話の音などで誘発《ゆうはつ》されることがあるとのことでした。私は、レット症候群、精神経遅滞、てんかん、協調運動障害と診断し、経過を見ていくようにしました。

お母さんは、由美子さんを一生懸命《けんめい》育ててこられたのですが、「由美子は何も分からない子、言っても理解できない」というあきらめの気持ちと同時に、「おとなしく私たちに従ってほしい」と、無意識に思われているように感じられました。

○過換気症候群、そして食事拒否

最初の出会いから約一年が経過した頃のことです。その年の八月初旬より十月にかけて、呼吸が速くなることが四〜五回起こりました。病院に来られた由美子さんは、苦しそうな顔で速い呼吸をしながら、不安そうに手もみや上半身を前後に動かす動作を繰り返していました。

私は過換気症候群（心因性《しんいんせい》で呼吸が急に速くなり、苦しくなる病気）と診断し、呼吸を整えるように処置しました。しばらくすると呼吸は改善してゆきましたが、私はこのとき、なぜこういった症状が起こったのか、理由がよく分かりませんでした。

ほぼ同じ時期の十月十日頃より、由美子さんは飲み物や食べ物を摂《と》らなくなりました。

そして、十月二十～二十二日にかけて、全身型てんかん発作（大発作）が三日連続で合計四～五回起こったのです。十月二十二日、体重も減少し、脱水《だっすい》状態で立つこともできなくなって、外来に来られました。

私は点滴治療を行うと同時に、胃にチューブを入れて、抗てんかん薬などの内服薬を注入しながら、最近何か変わったことはなかったか、お母さんにお聞きしていました。

○お母さんの高校の同窓会をめぐって

その出会いの中で、お母さんが突然のように、「先生、私は明日、長崎に行けるでしょうか」と質問されたのです。私は、さらにくわしくお話を伺《うかが》うことにしました。

翌日の十月二十三日より二泊三日の予定で、お母さんの高校の同窓会が長崎で予定されていること。今まで由美子さんのことがあったので、同窓会には出席できなかったのだけれど、今回初めて出席の予定で切符や宿の手配は用意万端《ばんたん》整っていること。お母さんは旧友《きゅうゆう》に会えることでワクワクしているが、留守《るす》の間は由美子さんの面倒を他の人に頼まなければならないことが気になっていること。由美子さんの状態が良くないので、今日の様子を見て今晩、幹事《かんじ》さんに出欠の最終返事をすることになっていることなどを語ってくださいました。

私はお母さんに、「同窓会のことを由美子さんに十分に説明されましたか。また、彼女はお母さんが同窓会に行くことを納得していますか」とお聞きすると、お母さんは、「エッ」と驚いたような顔をされながら、「由美子は何も分からないと思って、まったく何も説明していません」と答えられました。

私は、なぜ八～十月に由美子さんに過換気症候群が起きたのかが少し理解できたように感じました。そして、お母さんにこのようにお伝えしました。

「お母さん、それなのではないですか、由美子さんのここ数カ月の状況の原因は――。由美子さんは、お母さんが思っている以上に状況をよく理解していますよ。ここ数カ月、お母さんが同窓会のことでウキウキしていたことも彼女は見抜いていると思います。まず、今回の旅行のことを最初から説明して、由美子さんに謝《あやま》らなければいけないのではないでしょうか。そして、同窓会に行くことを由美子さんによくお願いしたらどうでしょう。お母さんが大好きな由美子さんは、きっと理解し、納得してくれると思います。彼女が理解できるか、できないかは横に置いて、全力でぶつかってみてください」

お母さんは、驚いた様子で半信半疑《はんしんはんぎ》の顔をされていましたが、涙を流しながら「……分かりました。そうしてみます」とおっしゃって、点滴が終了するのを待って自宅に帰ってゆかれました。

その後、お母さんは、「同窓会はキャンセルする」と決心され、帰りの車の中で由美子さんに今回の旅行のことを説明し、今まで由美子さんに何も伝えなかったことを謝ったそうです。

その夜のことでした。由美子さんは、昼間点滴をしていたときはぐったりとしてほとんど動きもなかったのですが、驚いたことに、自宅に戻るとまったく何事もなかったように、すたすたと真《ま》っすぐ食卓に行き、約十日ぶりに食事を始めたそうです。そして、お母さんは次の日、予定通りに同窓会の旅行に行くことができ、お母さんの留守中はまったく何事も起こらなかったということでした。

○お母さんの連絡ノートより

由美子さんは、その後も、過喚気症候群、食欲不振、不眠症などの症状が時々出現していますが、比較的元気に通所施設に通っています。ここで、お母さんからの連絡ノートの一部をご紹介します。

「一昨年より昨年（二〇〇二年）の春にかけて、体重が九キログラム（四三キログラムから三四キログラムまで）も落ちましたが、昨年秋より体重も戻ってきて、二〇〇三年二月末で、四〇キログラムまで回復してきました。

ここ二年は、兄、姉の結婚、出産が由美子にとっても大きな変化で、親子ともども大変だったことは確かです。しかし、子どもたちが独立できたことで、安心でうれしいのですが、一方で寂《さび》しさもあります。

由美子の睡眠はほぼ安定していますが、一日おきに眠れないこともあります。通所施設に行きたがらないことはないのですが、週末は兄、姉の家族が自宅に来ることが多いために、落ち着かないことも多いようです。ずっと生活の記録をつけていますが、読み返してみると、やはり兄、姉が来た後にいろいろな事件が起こるような気がします。皆が由美子を無視するのではなく可愛がってくれるのですが、孫たちが来るのが嫌《いや》なのでしょうか。

　昨年から、手足の発汗《はっかん》がひどく、いつも手足はびっしょりしていましたが、今年の年明けから急に汗がおさまり、手足がさらさらになっていました。しかし、最近また発汗が増えたように思います。

　由美子は、許斐《このみ》先生をとても信頼しているように感じます。たとえ騒《さわ》いで落ち着かないときでも、先生の診察室に入ると静かになります。

　先日はこんな出来事がありました。私が外出しなければならない用事があり、通所施設が終わってからの午後四時から九時までの間、一時預かりサービスを頼んでいたのです。しかし、当日の朝、由美子は急に三八度の熱を出し、私は行くことができませんでした。友人に外出を断わり、通所施設も休んで由美子と自宅にいますと、昼にはすっかり平熱になり、その他の症状もまったくなく、由美子は元気に一日を過ごしました。私は、『うーん、やっぱり……。由美子は分かっていたのだなあ』と思いました」

お母さんは、「つらいこともあるし、由美子にどうしてあげたらよいのか、分からないことも多い」とおっしゃっていますが、お母さんと由美子さんの状態が深くつながっていることを、徐々に理解していらっしゃるように感じます。大変な毎日ですが、現在も元気に明るく生活をされています。

○「何とか心を通わせたい」という強い愛念を

由美子さんのように知的障害が重く、反応が乏しい子どもは、何を考えているか理解しにくいために、私たちは彼らが周囲の状況をまったく分かっていないと思い込みがちです。特に、由美子さんは摂食障害（拒食症）、呼吸障害（過換気症候群）、睡眠障害（不眠症）、多動性障害、手もみなどの常同行動、自傷《じしょう》行動など様々な症状がありました。

通常、私たちはこれらの症状に振り回されて、目の前の治療に終始しがちですが、私はこのような子どもに接するときに一番大切なことは、「何とか心を通わせたい」という強い愛念《あいねん》ではないかと思っています。

由美子さんは重い知的および身体的障害があるために、不安や恐怖心が強く、他人と接するときに強い緊張があると私には感じられました。そのために、自分の周囲に高い壁をつくって、他人を自分の心の中に入れまいとしますので、外界とのコミュニケーションが取りにくく、また一度思い込むと、その想いを切り替えることが大変難《むずか》しいのだと思われます。

しかし、私たち人間は、どんなに重い障害を持っていたとしても、魂としての本質は平等に存在しています。そして、重度発達障害者は、重い障害を持っているために、また社会との接点が少ないために、かえって魂としての感性は私たちより鋭《するど》いのではないかと感じます。その感性を信じ、相手の魂に向かって直接、私たちが本心でぶつかってゆくことが大切なのではないでしょうか。

そのために、私たちがいつも身につけている「鎧《よろい》」（たとえば、「親としてこうあらねばならない」「医師としてこうあるべき」等々）を脱《ぬ》がなければなりません。

そして、一人の人間として、一人の裸《はだか》の魂として、子どもと同じ目線で、同じ魂としての感性で語りかけるのです。一言一言にエネルギーを込《こ》めて、優《やさ》しく声をかけ、手を握り、目を合わせます。そのようにすると、どんなに障害が重くても、たとえ言葉が理解できなくても、言葉に込められた想いは必ず伝わります。

私はその信念を持って、一つ一つの出会いに心を込め、懸命に向かってゆきたいと思っています。

由美子さんとの出会いは、「人間の本質は魂であること」を私たちに教えてくれているのではないでしょうか。私たち大人が、障害を持った子どもをトータルに見ること――つまり、人間は肉体を持ち、精神を持ち、社会的、そして最も深いところでスピリチュアル（霊的《れい》）な存在であることを信じ、子どもと関わってゆくことがいかに大切であるかを呼びかけているのです。

10
「何で私だけがこんな不幸を背負うのか」という想いの奥に強い願いがあった

――重いてんかん発作《ほっさ》がなくなり、聴力障害が治癒《ちゆ》した一歳一カ月男児

《精神遅滞《ちたい》、てんかん、協調運動障害、難聴》

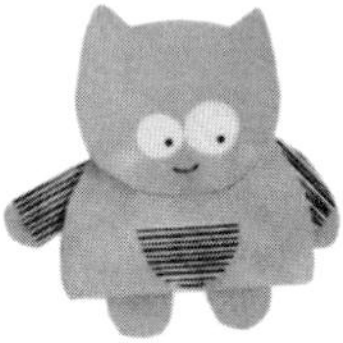

○生まれたときから重い発達障害を抱えて……

川田幸治《こうじ》君は、知的および身体的な発達遅滞があるとして、一歳一カ月のとき、訓練を目的に私の外来を訪れました。在胎《ざいたい》三十八週、二三八八グラムの未熟児で生まれた幸治君は、出生直後より吐《は》きやすく、都立の小児病院を何度も受診《じゅしん》していました。小さい頃《ころ》より

発達が遅れ、九カ月時に、熱性けいれんがありました。脳のMRI検査では脳室の軽度拡大を、またABR（聴性脳幹反応《ちょうせいのうかん》）・聴力検査では四〇～五〇デシベルの聴力障害と高音域の七〇～九〇デシベルの難聴が左右にありました。さらに、内斜視《ないしゃし》、近視性乱視も認められたのです。

初診時、四肢《しし》は低緊張で、首はすわっていましたが立つことはできず、ずりばい（お腹《なか》や胸が床についた状態でハイハイをすること）で移動していました。幸治君は人見知りが強くて人と視線が合わず、ただ不機嫌《ふきげん》そうに泣いていたのです。また、お母さんも、そうした幸治君をどのように受けとめ、接してよいのか分からず、戸惑《とまど》っていらっしゃるようでした。

私は最初に出会ったとき、一見して幸治君が重度の発達障害児であると感じました。そして、パニック気味になりながらも、わが子のために少しでも成長するための訓練を受けさせたいと、二時間近くかけて病院に来られたお母さんの切実《せつじつ》なお気持ちに触《ふ》れて、私は胸がつぶれるような想いでした。

「お母さんが幸治君の障害をあるがままに受けとめることができますように——。また、たとえ重度の障害があったとしても、幸治君の可能性が最大限に開かれますように」と祈らずにはいられませんでした。できることは何でもして差し上げたいと思い、精神遅滞、運動発達遅滞、聴力障害、視力障害と診断して、身体の運動機能を向上させる訓練（理学療法）を、週に一回の頻度《ひんど》でスタートしたのです。

○難治性てんかん発作、摂食困難が現れる

その後、お母さんは熱心に病院に通《かよ》われ、幸治君の運動機能も徐々に向上してゆきました。一歳七カ月のときには「つかまり立ち」ができ、一歳十カ月では伝い歩きができるようになってきました。

しかし、一歳六カ月を過ぎた頃より、時々とろんとして意識がなくなるてんかん発作のような状態が現れるようになっていました。てんかん発作を疑《うたが》って、何度か脳波の検査をしたのですが、脳波異常はありませんでした。

それにもかかわらず、たびたびボーッとしたり、身体を硬直《こうちょく》させたり、脱力したり、突然泣き出したりすることが起きるようになり、二〇〇三年三月（二歳三カ月）にてんかん

と診断して、抗《こう》てんかん薬の内服をスタートしました。

四～八月にかけて薬を追加したり、投与《とうよ》量を増やしたりしましたが、てんかん発作はなかなかコントロールできませんでした。脳波でも異常なてんかん発作波を認めました。この時期、幸治君の知的および運動発達も横ばい状態でした（次頁の図3を参照）。そして、六～八月にかけて幸治君は食事ができなくなり、流動食を飲ませるような状態にまでなってしまったのです。

同じ時期、二〇〇三年四月に、幸治君の姉（長女）が小学校に入学しましたが、入学後まもなくして学習障害（ＬＤ）であることが分かり、都内の施設に定期的な訓練に通うようになりました。

また、お母さんは長女の訓練に通うとき、お父さん（夫）の実家に幸治君を一時的に預けなければならなかったため、夫の実家との付き合いにも神経をすり減らす毎日が続いていました。五～八月にかけては、幸治君のてんかん発作や摂食《せっしょく》障害に長女の訓練が重なり、育児に少し消極的なお父さん（夫）への不満も伴《ともな》って、お母さんは心身ともに疲労がたまり、極限状態になっていたのです。

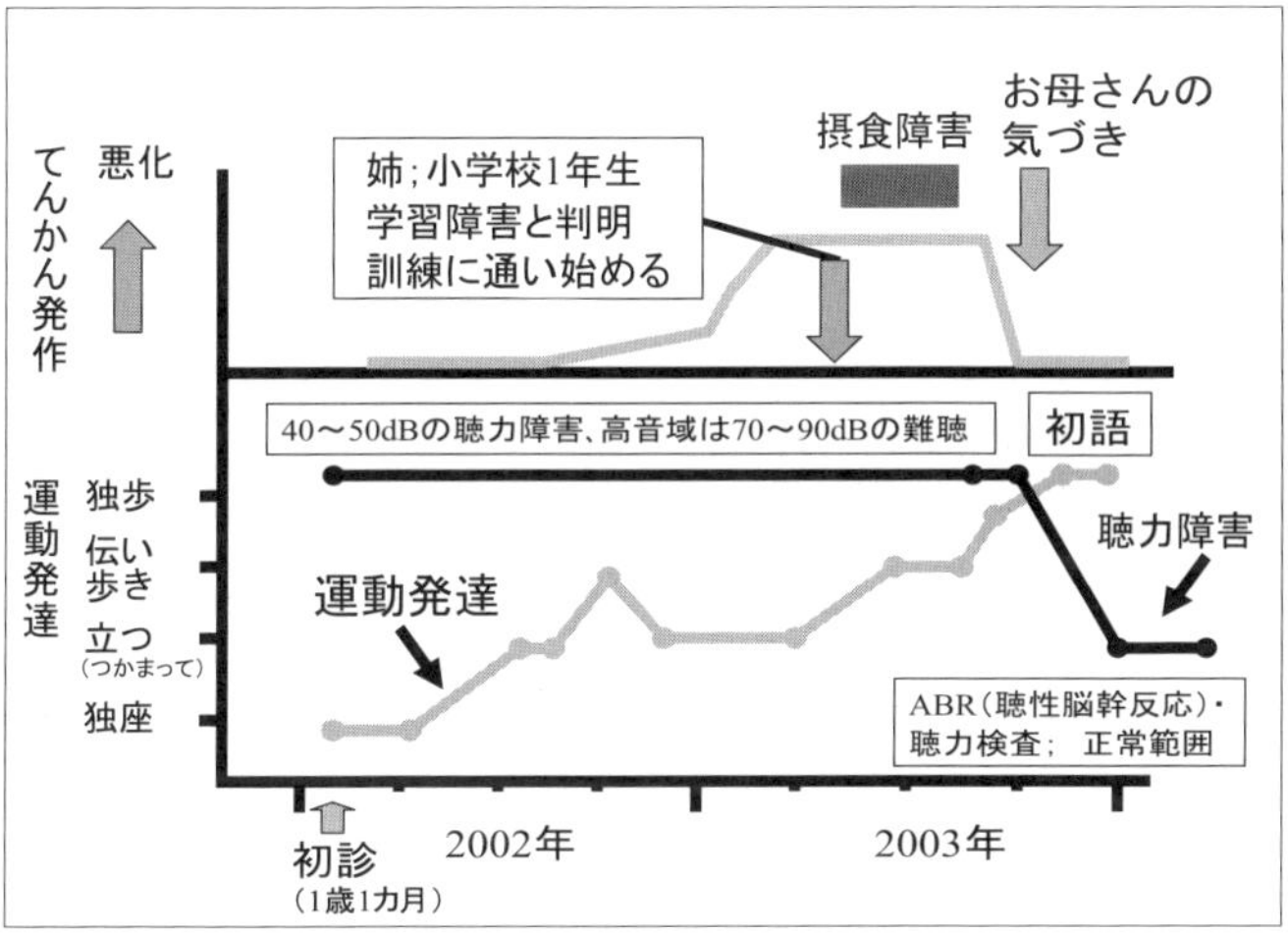
てんかん発作
悪化
姉；小学校1年生
学習障害と判明
訓練に通い始める
摂食障害
お母さんの
気づき
運動発達
独歩
伝い
歩き
立つ
（つかまって）
独座
40〜50dBの聴力障害、高音域は70〜90dBの難聴
初語
聴力障害
運動発達
ABR（聴性脳幹反応）・
聴力検査；　正常範囲
初診
（1歳1カ月）
2002年
2003年

図3　川田幸治君の経過

○お母さんの気づきと幸治君の劇的な改善

そのようなお母さんに、訓練士も毎週懸命《けんめい》に関わっていましたが、事態はなかなか改善しませんでした。

二〇〇三年九月一日の診療時（二歳八カ月）に、五月よりの一連のてんかん発作や不穏《ふおん》状態を、複雑部分発作に心因《しんいん》反応が加わったものと判断し、抗てんかん薬の内容を一部変更した上、抗不安薬も少量加えて処方するようにしました。すると、九月十日の受診日にはてんかん発作は消失し、摂食障害もなくなっていました。そして、九月下旬より、幸治君は歩けるようになり、言葉も少し出るようになったのです。

十月十四日の診察時、単語レベルではあれ、言葉をしゃべり、スタスタと歩く幸治君の姿を見て、私は少し驚きました。薬を少し変更するだけで、これほどの改善が起こるとは考えにくかったからです。

私はお母さんの中で何か変化があったのではないかと思って、いろいろお話をお聞きしてゆきました。すると、お母さんは目に涙を浮かべて自分の幼い頃の心象《しんしょう》風景を初めて語ってくださったのです。

「……私には障害者の兄がいました。幼い頃、兄が入所している施設に面会に行くと、床に横たわっている兄の姿がありました。でも、私はその姿を見ることが怖《こわ》かった。だから、兄を正面から見ることができませんでした……。そして、自分の子どもに障害があることが分かったとき、気が動転《どうてん》し、怖かったんです。見たくなかった。だから、引き受けることができませんでした……」

お母さんは、自分の心の奥にずっと封印《ふういん》していた想いを見つめ始めていらっしゃいました。

うす暗い部屋、床に寝そべっている寝たきりの人たち。その人たちが向ける視線、匂《にお》ってくる口臭《こうしゅう》やオムツの匂い……。そうした心象風景が私の心の中にも投影《とうえい》されてきました。私は、お母さんが長い間抱《いだ》き続けていた、深い悲しみや恐れの気持ちを受けとめながら、重度発達障害の方たちにいつも感じている私自身の想いをお伝えしました。

「お母さん、私はこれまで何百人、いや何千人もの重度発達障害の方々に出会ってきました。そしていつも感じていることがあるのです。確かに、彼らは言葉を十分に話すことができず、身体も自由に動かすことができない方がほとんどです。つらいことや苦しいことも多いかもしれません。『できる・できない』で言えば、『できない』人たちです。しかし、彼らは限りなく純粋で、底抜けに明るくて、優《やさ》しい人たちです。辛抱《しんぼう》強く、じっと自分の障害を受け入れ、黙《だま》ってそれに耐《た》えて精いっぱい生きている人ばかりなのです。つらいときには声を上げて泣き、楽しいときには大声で笑う人たちです。

世間一般の人々は、彼らを外見で判断して、『何もできないかわいそうな人たち、守ってあげなければいけない不幸な人たち』と考えているかもしれません。しかし、本当にこの人たちは劣《おと》っているのでしょうか、本当に不幸な人たちなのでしょうか。私には、どうしてもそのようには思えないのです。

彼らのそばにいると、黙っていても心が癒《いや》されます。優しさが引き出されます。生きることの切実《せつじつ》感が自然に湧《わ》き上がり、生きる勇気を頂きます。私は彼らのことを心に思い浮かべると、どんなときでも正気に戻れるのです。彼らは素晴らしい魂の輝《かがや》きを放っている仲間たち、大切な一人ひとりであると感じられてなりません。私は毎日の出会いの中に光り輝く宝石のような時を頂いているのですよ。

幼かったあなたは、お兄さんの姿を見て恐怖したかもしれませんね。しかし、お兄さんの目にはどのような世界が映っていたのでしょうか。お兄さんは、本当は何を見ていたのでしょうか。そのとき、あなたのお母さんは何を感じられていたのでしょうか。もしかしたら、幼い妹であるあなたへの限りない愛情や、生かされている感謝だったのかもしれませんね……」

お母さんは涙を流されながら、黙ってうなずいていらっしゃいました。そして、「よく分かりました。これからは、子どもたちをしっかり引き受けて生きてゆきます」と言って帰ってゆかれたのでした。

その後、十一月十日の診察日に、お父さん（夫）の実家との関係についてお母さんと話をしていたときのことです。お父さん（夫）の実家には義兄一家が同居していること、その子どもさん（幸治君の従兄弟《いとこ》）が統合失調症《とうごうしっちょうしょう》で困難な状況にあることなどを伺《うかが》っていると、お母さんの中に「何で私だけがこんなに苦労するのだろう……」という想いがあるのが感じられました。私は、そのことに少し触《ふ》れてから、このようにお話ししたのです。

「でもお母さん、それは少し違うのかもしれませんね。私にはむしろ、まったく逆のような気がします。お母さん自身が『障害を持った方と関わりを持ちたい、そのような方を救いたい、癒したい』と願われたから、ご主人やその家族、また幸治君やお姉さんたちとの出会いが訪れているのではないでしょうか。私にはそのように感じられてなりません。私たちは皆、未熟で何もできず、愚《おろ》かなところがたくさんあります。しかし、こんな愚かな私たちでも生かされているのですよね。その私たちにできることは、私たちを支えて下さっている神様＝大いなる存在に自らを委《ゆだ》ねて一心に祈り、すべてを受け入れ、心を尽くしてゆくことではないでしょうか。そして、恐れることなく現実に飛び込んでゆくことではないでしょうか。そうすれば、必ず道は開かれると思います」

お母さんは、声を詰まらせながら「分かりました、分かりました」と何度もうなずかれていました。

次の診察日、お母さんはうれしそうな顔をして、診察室に来られました。お話をお聞きしますと、「昨日、夫や夫の実家の家族全員が、『子どもたちの面倒《めんどう》を見るから、高橋先生の講演会にぜひ行っておいで』と言ってくれたので参加できました。本当にありがたかったです」と言うのでした。こんなふうに気持ちよく言ってもらえたのは初めてで、何が起こったのだろうと驚いているということでした。

お母さんは、「子どもたちの大変さは変わりませんが、夫や子どもたちに少し感謝できるようになってきました。これからも前向きに精いっぱい生きてゆきたいと思います」と話され、現在も、毎日のように元気に療育《りょういく》施設に通っていらっしゃいます。

この出会いの後、二〇〇三年十二月二十二日、お母さんは幸治君をつれて、県立小児医療センター耳鼻科を受診し、ＡＢＲ（聴性脳幹反応）・聴力検査を受けました。すると、十一月頃まで認められていた、幸治君の四〇～五〇デシベルの聴力障害と高音域の七〇～九〇デシベルの難聴は、両側とも二〇デシベルで反応があり、聴力は正常になっていたのです。医学的な常識では考えられないことでした。

○どんな障害があっても生きていてほしい――幸治君のお母さんの声

ここで、お母さんから伺ったお話をご紹介します。

「二〇〇三年の六～七月は最悪でした。幸治は物を飲み込めず、食べ物が喉《のど》を通らないので、お腹がすき、食事のときはいつもギャーギャー泣いていました。抱《だ》いてなだめると噛《か》みつかれるという状態でした。また一方、入学前より少し様子が変と思っていた長女には学習障害があり、小学校の勉強についていけませんでした。私は『いつまで続くのだろう、もう限界。逃げ出したい』という想いでいっぱいでした。家族全員が疲れ、パニック状態でした。

しかし、その中で私は何とかこの事態を引き受けたいと願って、自分の心の動きを見つめる「止観《しかん》シート」（二七頁参照）に必死に取り組みました。取り組みを続けるうちに、それまで気づかなかった自分の心の動きが見えてきて、少しずつ『引き受けよう』と思えるようになったのです。『この子たちにどんな障害があっても生きていてほしい。神様、よろしくお願いします……』という気持ちでした。

十二月には高橋先生の講演会に行くことができましたが、あのときは夢のようでした。私は、『行かせてほしい』と家族に願っていましたが、あの頃は主人の父が倒れ、介護が必要で大変なときでした。主人は私が講演会に行くことに反対でしたが、主人の兄が『行っておいで』と言ってくれたのです。講演会でお話を聞いているときは、うれしくて、うれしくて、この世にいる感じがしませんでした。それまでは、心のどこかで『幸治は、生きている意味があるのだろうか』と思っていましたし、障害児として生んでしまった自分を責めていました。しかし、私はこのとき『自分が変わることで、子どもたち（幸治や長女）の可能性が開かれるのなら、何でもやらせてください』と強く願っていました。

その後、幸治が音に反応を示すようになったことに気づきました。部屋で遊んでいるときなど、隣の部屋からテレビの音楽が流れてくると、隣の部屋に行ってテレビを見るようになったのです。また、この頃より言葉が出るようになりました。私は、聴力を確認したくて、十二月二十二日に県立小児医療センター耳鼻科を受診して聴力検査をしていただきました。すると、結果はまったく正常ということでした。耳鼻科の先生は『お母さん、この子の聴力は正常ですよ。本当に九〇デシベルでも反応がなかったお子さんですか』と言われ、驚くと同時にうれしくて泣きました。

私は、自宅でいつも祈りの時間を持っています。最近は、幸治に『ママ、こんな僕でも受け入れてくれるの？』と言われているような感じがします。長女に対しても、これまでは『できる、できない』にとらわれていたように思います。しかし、『そうではない、この子は魂なのだ』と思えるようになってから、気持ちが楽になりました。

私の周囲には、発達障害や精神疾患《しっかん》の人が多いのですが、以前はそのことが嫌《いや》で仕方ありませんでした。しかし、今は『自分が願ってこの人たちと出会っているのだな』と思えるようになってきましたし、関わりが切れていた兄とも絆《きずな》を結び直したいと思うようになっています。

これからは、同じように障害を持っている人たちの役に立ちたいと思っています。ありがとうございました」

○何で私だけがこのような不幸を背負うのか——その奥にあった願い

幸治君親子との出会いが、私に教えてくれたことがあります。

一つ目は、あれほどのてんかん発作があった幸治君が、抗てんかん薬を少し変更しただけで、なぜ発作がなくなってしまい、運動機能や言語能力が急速に発達したのかということです。普通に考えれば、「薬が有効であった」と判断しますが、予測をはるかに超えた改善を示していました。さらに、四〇～五〇デシベルの聴力障害と高音域の七〇～九〇デシベルの難聴が治癒し、聴力は正常になっていたのです。これは、医学の常識では考えられないことでした。お母さんの気づき（心の変化）とともに、そこには、私たちの理解を超えた大きな力がはたらいたとしか考えようがありません。

二つ目は、これほどの重い障害をどう引き受けるのかということです。一四三頁からのお母さんのお話にあるように、二〇〇三年の六～八月の状況を考えたとき、このような重度発達障害のお子さんを引き受けることは容易にはできないことです。実際、お母さんは幸治君の障害を引き受け切れず、ずっと苦しんでいました。そして、お母さんは、なぜ自分がそのことを引き受けられないのか、長い間、理解できませんでした。

私と話をしているとき、お母さんは障害のあるお兄さんが入所されていた施設のことを話されました。その中でお母さんは、「怖《こわ》い」「見たくない」という想いを心の底に抑《おさ》えつけるように封印《ふういん》していたことを思い出されてゆきました。その不安と恐怖心が子どもたちの障害を引き受けることを妨《さまた》げていたことに気づいてゆかれたのです。つまり、「弱い未熟な自分を受け入れ、恐怖している対象を把握《はあく》することから、病気の受容《じゅよう》が始まる」ということを、幸治君のお母さんは私たちに教えてくれているのではないでしょうか。

三つ目は、幸治君のお母さんが引き受けなければならない人生の重さと、それを背負って力強く生きてゆく魂の輝きです。お母さんのお兄さんのこと、お父さん（夫）の実家の義兄の子ども（幸治君の従兄弟）の統合失調症、そして幸治君の重い障害、お姉さんの学習障害……。通常であれば、「何で私だけがこのような不幸を背負うのか……」とニヒリズムに陥《おちい》って当然のような気がします。

しかし、「何で私だけが……」と叫《さけ》んでいるお母さんの心の奥には、「何としても、このような人たちを引き受けたい、支えたい、癒したい」という願いが息づいていることが感じられてくるのです。そして、現実にお母さんは、自分のことをすべて横に置いて、障害のあるお子さんを背負い、毎日、訓練に通われています。また、お父さん（夫）の実家の方々との関わりも持っていらっしゃいます。このお母さんの姿こそが、彼女が願った生き方そのものであり、出会いたかった人々と共に生き、生かされているという現実そのものではないか――。そのことをお母さんにお話ししたとき、お母さんのそれまでの感じ方や考え方に亀裂《きれつ》が入り、その奥から新しいお母さん自身が生まれ始めたように思います。

そのようなお母さんの変化と時を同じくして、幸治君のてんかん発作がなくなり、つかまり立ちしかできなかったのが一人歩きを始め、さらに急速にスタスタと歩くようになり、また言葉も急に出てきて、聴力が正常になったのです。

今の自分が本当の自分であるとは限らない。また、今、目に映っているその子が、本当のその子の姿であるとは限らない。自らの奥に、そして子どもの奥に、自分でも気づけなかった本当の自分が眠っている――。幸治君親子との出会いは、私たちが強い願いを持った魂であることを教えてくれているように感じます。

そして、これほどの重い障害を持ちながらも、それを引き受けて生きることができるとは、何と素晴らしいことでしょうか。これからも、障害を抱えた子どもやそのお母さんが病を引き受け、力強く明るく生きることができるように、できる限りの助力をしてゆきたいと願っています。

11 重い障害を抱えたこの子がいたからこそ、「今の私がある」

停留精巣の手術後、一カ月以上も嘔吐《おうと》を繰《く》り返した十歳男児

《脳性麻痺《まひ》、精神遅滞《ちたい》》

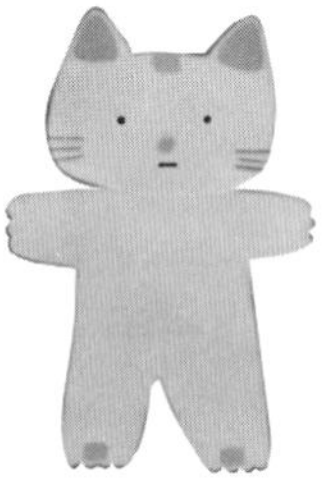

○超低出生体重児で生まれ、難病に苦しんで

佐野賢一郎君は在胎《ざいたい》二十八週、五四五グラムの超低出生体重児で生まれました。お母さんが不妊《ふにん》治療の後に、やっと妊娠したお子さんでしたが、子宮内での発育が悪く、帝王切《ていおうせっ》開《かい》で生まれました。出生後、直《ただ》ちに県立小児医療センターの新生児集中治療室（ＮＩＣＵ）

に入院し、人工呼吸器の管理下で治療を受けたのですが、肺炎、敗血症《はいけつしょう》、未熟児網膜症《みじゅくじもうまくしょう》、左脳出血による右半身麻痺などになり、約六カ月間入院していました。

賢一郎君は、退院後も病弱で体重が増えず、嘔吐を頻回《ひんかい》に繰り返しました。検査の結果、胃食道逆流《いしょくどうぎゃくりゅう》現象があったので逆流防止の手術を行いましたが、嘔吐は止まりませんでした。栄養状態があまりに悪いので、三～四歳の頃、中心静脈にカテーテルを留置《りゅうち》して栄養状態を改善しようとしましたが、カテーテルの感染《かんせん》を繰り返してうまくゆかなかったとのことです。

一九九九年十二月、賢一郎君が五歳七カ月のときに、機能訓練を目的に私たちの病院に来られました。初診時、身長九七・九センチ、体重一二キログラムで小さくやせていました。発音はやや不明瞭《めいりょう》でしたが、よくしゃべっていました。手足の動きがぎこちなく、特に右上肢《じょうし》の動きが悪くて、物をつかむことができませんでした。歩行も不安定でふらふらしていました。

私は、脳性麻痺、軽度の精神遅滞、周期性嘔吐症と診断して、手足の運動機能の改善を目的とした訓練として作業療法を始めました。

その当時のことを、お母さんはお手紙の中で次のように述べられています。

「結婚してすぐに子どもができるかと思っていましたが、妊娠せず、病院に通院して私に排卵《はいらん》障害があることが分かりました。ホルモン治療を行い、待望の妊娠が分かった直後に流産し、その後すぐに妊娠したのが賢一郎でした。その賢一郎が超未熟児（超低出生体重児）で出生し、その後も難病を発症《はっしょう》して現在にいたるとは、その当時まったく予想していませんでした。

県立小児医療センターのNICUで初めて子どもと対面したとき、看護師さんは私がニコニコして賢一郎に話しかけ、触《ふ》れていたことに非常にびっくりしていました。そのとき、私は賢一郎に会える楽しみとうれしさでいっぱいでした。何度か命の危機を乗り越え、保育器から出たときは喜びました。将来の発達に関する漠然《ばくぜん》とした不安はありましたが、いずれは追いつくだろうと考えていました。

大変だったのは退院後でした。ミルクの飲みが良くなくて、退院後の未熟児外来で『飲まないのは母親のやり方が悪い』とも言われ、飲む量を記録するように言われた私は、ノイローゼ寸前になって、賢一郎に当たったり、夫に当たったりしました。

私がミルクを飲ませようとすればするほど、賢一郎は飲まなくなり、とうとう経管《けいかん》栄養をすることになりました。でも、私はこれでかなり気持ちが楽になりました。栄養が入れば必ず体重が増えて大きくなると信じていたからです。しかし、飲んだ後に急にミルクを吐《は》くことがあり、それがよく起こるようになってゆきました。

検査の結果、胃の入り口のしまりが悪いのと、食道への逆流がみられるとの所見（胃食道逆流現象）があり、逆流防止の手術を行いました。

しかし、手術をしたにもかかわらず、賢一郎は吐いてしまいました。病院でも原因が分からず、私はこの事実を受け入れるのにかなりの時間がかかりました。賢一郎はとにかく吐き続けました。点滴だけで生命を維持《いじ》しなければならず、骨と皮だけのガリガリの体を見て、『この子は死んでしまうのではないか』と何度も思いました。

嘔吐があまりにひどかったので、中心静脈栄養を行うことになりました。それができれば退院の見通しが立つのですが、自宅に戻ってその治療を続けるために私は仕事を辞《や》めました。しかし、心の中には『ずっと仕事を続けたかったのに、続けることができなかった』と葛藤《かっとう》する想いがあり、自分では外に出さないつもりでいても、ふとしたときに賢一郎の前で出ていたと思います。……」

○停留精巣の手術をきっかけに、一カ月以上吐き続ける

嘔吐の発作は時々ありましたが、初診以来、賢一郎君は作業療法の訓練を受けていました。

二〇〇四年、小学校の特殊学級三年に進級して間もなくの四月二十日、突然、お母さんよりお電話がありました。お聞きすると、三月中旬に他の病院で停留精巣の手術を行ったが、術後に体調を崩《くず》し、一カ月以上にわたって嘔吐を続けているとのことでした。その日も吐き続けているので、お母さんはどうしたらよいのか分からなくなり、「何とかならないでしょうか」と訴えてこられたのです。

さっそく、外来に来ていただきました。賢一郎君は、喉《のど》が渇《かわ》いて水を飲みたがりましたが、飲むとすぐに吐いてしまう状態でした。また、近づくと誰彼《だれかれ》かまわず罵詈《ばり》雑言《ぞうごん》を吐き、あまり尿は出ないにもかかわらず、頻回にトイレに行きたがりました（尿路《にょうろ》感染《かんせん》症は検査

の結果、陰性でした）。顔面のチック症状や吃音《きつおん》もありました。その日は、体調を整えるための点滴治療をして自宅に帰っていただきました。

○お母さんの気づきと呼応するように元気に……

翌日、四月二十一日はご両親、賢一郎君と三人で来院されました。その日は点滴治療をしなくてもよいほど改善していました。お母さん、お父さんとお話をしていたときのことです。お母さんが涙ながらに、賢一郎君に対して心深くに秘めていた気持ちを吐露《とろ》されたのでした。

「賢一郎は超未熟児（超低出生体重児）で生まれて、六カ月間NICUに入院していました。私は、母乳を搾《しぼ》って賢一郎に届けていましたが、賢一郎を抱《だ》くこともできず、母子体験がまったくありませんでした。そのためか、賢一郎に母親としての感情が持てませんでした。そのことで苦しみましたが、それ以上に『そのような自分であってはいけない』と感じて、そのことを見ようとしませんでした。主人は今、私の話を聞いて驚いていると思いますが、主人にさえこのことを話したのは今日が初めてです」

そして、「『立派《りっぱ》に育てなければいけない、そのために無理やりでもミルクを飲ませなければならない』と思っていました。そして、賢一郎が嘔吐を繰り返すたびに私は焦《あせ》り、不安が高まってますます『ミルクを与えなければ……』となっていったような気がします」と語られたのです。

私は、お母さんのこの十年間の苦しみや痛みが少しでも癒《いや》されますようにと、祈るような気持ちでお話を聴かせていただいていました。

四月二十三日、賢一郎君とお母さんはニコニコしながら来院されました。前日午後より賢一郎君は急に元気になり、嘔吐しなくなったということで、ほっとした表情をされていました。

お母さんは「私は長い間、『できなければいけない』と思っていました。ミルクのこともそうですが、勉強についても同じでした。賢一郎は今、特殊学級三年生ですが、体調が悪いためにほとんど学校に行くことができません。ですから、勉強は私が教えているのです。そのときも、『私が教えなければ！』と思って、賢一郎に勉強を押しつけていたような気がします。賢一郎のチックや吃音はそのためでしょうか……」と話されたのです。私は、お母さんのお話の内容に、良い悪いとかのコメントはせず、「お母さんの心が癒されますように」と心の中で祈りながら、お気持ちを受けとめようとしていました。

その一週間後の四月三十日、再び賢一郎君とお母さんにお会いしました。賢一郎君はその後順調で、二十九日の朝、調子が少し悪くなったが、以前のように嘔吐を繰り返さず、元気になったそうです。

お母さんも少し元気を取り戻した様子で、ご自身の実家の話を始められました。

「私には、数年前に亡くなった、知的障害の姉がいました。私の父は約二十年前に若くして亡くなりましたので、母が頑張《がんば》って、その姉を一人で育て、面倒を見ていたのです。私の母は、決して自分の弱さを他人に見せない人でした。私はその母に、『きちんとしなさい』『しっかりしなさい』と言われ続けて大きくなりました。賢一郎のことも、『あなたがしっかりしないから、そのようになるのよ』と言われました。

結婚した当初、子どもができなかったときは苦しかった。だから、不妊治療を受けました。しかし、生まれた子どもが障害児であると分かったとき、自分の落ち度のように感じ、それを取り戻すために、『自分が努力すれば、何とかなる』と思っていたような気がします。先生、私はもう頑張らなくてよいのですね。賢一郎でよいのですね。できない私でよいのですね……。お金とか立場、能力なんてまったく関係ないのですね……。今は、賢一郎がいたから、多くの人との出会いがあり、先生にも出会えたのだと思えます。そのことがとてもうれしく感じられます」

○「この子は授かりもの」——賢一郎君のお母さんの声

その後、お母さんから伺《うかが》ったお話をご紹介します。

「……中川《なかがわ》の郷《さと》に通《かよ》うようになってから、賢一郎だけでなく私自身も癒されたような気がします。特に、許斐《このみ》先生が勧《すす》めて下さった『祈りのみち』(高橋佳子《けいこ》著、三宝出版)を読んだときは、短い言葉一つ一つが心に沁《し》みてきて、心が癒されるようでした。

最近は、毎日読んでいるんですけれど、読み終わるといつも清々《すがすが》しい気持ちになります。

その中で私の気持ちがだんだん落ち着いてきて、今までこの子を受け入れられなかったことも、あの子が生まれてからの過程の中で仕方がないことだったかもしれないと、自分自身を少しずつ認め、許せる気持ちになってきた気がします。

今まで私は、あの子の存在を否定していたと思うんですね。自分では、普通に健康な子が生まれてくると思っていたところに障害のある子が生まれてきてしまった……。

賢一郎が三歳の頃《ころ》、病状もひどく回復の見込みもない状態で、当時働いていた私は、午後三時頃から休みをとって病院に通う生活を三カ月くらい続けていました。しかし、あるとき『もうだめだ、これ以上こんな生活は続かない』と思いました。このままでは私自身が潰《つぶ》れてしまうと思って、やむなく退職しました。私はずっと働くつもりだったので、仕事を辞《や》めるのはとてもつらかったんです。

当時、ひどいときは、この子が近くに来るだけで嫌《いや》だなと思ったこともありました。あの子も、そういう私の想いを敏感《びんかん》に感じ取っていたのだと思います。

でも、許斐先生とお話をして、また『祈りのみち』を読む中で、まずこの子の存在をあるがままに認めてあげることが一番大事なんだと思うようになりました。そして、『今からやり直しても遅くないんじゃないか』という前向きな気持ちになれたことが大きかったです。

今、賢一郎は本当に授《さず》かりものだと思えます。障害を持ったこの子がいたからこそ、私もいろいろな方たちと出会うことができました。だから、この子に本当に感謝しています。これからも、賢一郎が健《すこ》やかに成長していってくれればいいなと願っています」

○「この子がいたからこそ今の私がある」

賢一郎君親子との出会いを振り返ると、お母さんと子どもの状態がこれほどまでにつながっていることを改めて強く感じます。

経過全体を眺《なが》めてみると、嘔吐して苦しんでいる賢一郎君の姿は、お母さんの心の痛みそのものであるように思えてなりませんでした。そして、お母さんが封印《ふういん》していた「私は賢一郎に母親としての感情が持てませんでした」との想い（だめな自分の姿）を正面から見つめ始めたとき、お母さんの中に癒しが起こり始め、世界に対する信頼が回復していったのではないでしょうか。そして、その変化と連動するかのように、一カ月間も続いた賢一郎君の嘔吐は止まってしまったのです。

また、お母さんは両親（特に母親）や姉との関係の中で、自分自身が形成されたこと、そして、賢一郎君のような深い痛みを抱《かか》えた子どもを持ったからこそ、今の自分があるのだということを短期間に自覚してゆかれました。神様がその瞬間、触れられたとしか、思いようがありませんでした。

今、この親子との出会いを振り返っている私の心には、『千年の風』（高橋佳子著、三宝出版）の詩の一節が思い出されます。

神不在のしるしではない

いわれなき悲しみ
いわれなき苦しみ
途切《とぎ》れることのない災厄《さいやく》
見るに耐《た》えぬ人々の不幸
なぜ　混乱と悲苦《ひく》のままの忍土《にんど》*か

しかしそれは神不在のしるしではない

なぜなら
それゆえに
あなたが生まれてきたから

あなたがいる
あなたが生きる
あなたが歩む
あなたがはたらく

だから
すでに
神はかかわられた
未生《みしょう》に響《ひび》きあり

元《はじめ》に神の光

これからも困難は続くと思います。しかし、その中にあっても、賢一郎君親子が行くべき道を決して見失うことなく、これからも真《ま》っすぐに歩んでゆかれますようにと祈らずにはいられない想いです。

＊忍土——「堪《た》え忍ばなければならない場所」という意味で、仏教で言う苦しみに満ちたこの世、娑婆《しゃば》のこと。

12 自閉症が改善してゆく鍵は、「受発色」の転換にある

――攻撃的行動があって診察室を訪れた五歳三カ月男児
《アスペルガー症候群、協調運動障害》

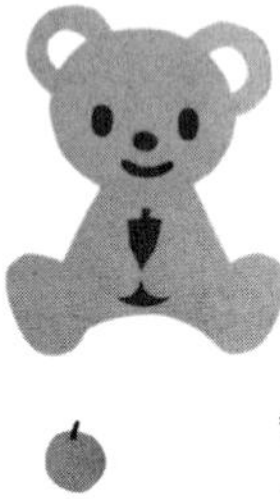

○無表情で、落ち着きなく診察室を歩き回る健司君

小幡健司《おばたけんじ》君は、不器用で動きが激しく、集団遊びができず、幼稚園などでも友だちができないとのことで、五歳三カ月のときに私の外来を受診《じゅしん》されました。

健司君は生まれたときは特に異常なく、運動発達もほぼ正常で、一歳六カ月時に熱性けいれんがあった以外は特に大きな病をすることなく、二歳頃《ごろ》より言葉が出て、知的発達に

も大きな遅れはありませんでした。ただ、スーパーマーケットに買い物に連れて行くと、一人でどこかに行ってしまったり、道路に飛び出したりしていたので、不安を感じたお母さんは、三歳過ぎからキリスト教の団体が主催しているフリースクールに健司君を通《かよ》わせていました。

しかし、健司君の状態は改善せず、次第に物を投げたり、三歳年下の弟に乱暴したりするようになったので、近くの総合病院からの紹介で私の診察室を訪れたのです。

初めて会った健司君は、あまり目線を合わせず、周囲との関わりが切れたように無表情で、言葉をかけても返事をしませんでした。全身にアトピー性皮膚炎があり、ぼりぼりと皮膚をかきながら、落ち着きなく部屋の中を歩き回ったり、おもちゃを投げたりしていました。

時折、一緒に来ていた三歳年下の弟の髪を引っぱったり、乱暴したりすることもありました。また、健司君は近くの児童館で遊ばせると、赤ちゃんをまたいで歩くので、連れて行けないとのことでした。

お母さんも無表情で、疲れ切ったように椅子《いす》に座り、健司君の行動をあきらめたように横で見ながら、何か他人事のように、健司君のできないことや失敗したことなどを淡々《たんたん》と話されていました。

私は、健司君とお母さんの状態に胸が痛みました。そして、健司君と共にぜひ、お母さんも元気になっていただきたいと願い、毎週診察に来てもらうようにしたのです。

また同時に、健司君の発達評価も行いました。五歳六カ月時のＷＩＳＣ《ウイスク》－Ⅲ《スリー》（子どもを対象とした知能診断検査）では、言語性ＩＱ＝一一九、動作性ＩＱ＝九九、全検査の知能指数は一一一で知的な遅れは認められませんでしたが、①対人相互作用の偏《かたよ》り、②集団への不適応、③特定のこだわり——自然科学関係、④正常な言語発達、⑤認知発達の遅れを認めない、ということから広汎性《こうはんせい》発達障害のアスペルガー症候群にあたると診断し、以後の経過を見ていくようにしました。

○なついてこないのでかわいくないと、淡々と語るお母さん

初診からの約二カ月間は、お母さんのお話を徹底的に聴かせていただきました。

——お母さん自身が夜間よく眠れなくて、昼間も頭がすっきりしないこと、最近体重が

急速に減少してきたこと、自分の頭がおかしい（精神病）のではないかと思っていること、健司君が夜間おしっこを失敗するのでひどく叱《しか》ること……。

そして、夫（健司君のお父さん）が実家の関係で借金を背負っていてその返済に困っており、そのことで夫がいつも「自殺したい」と言っていること、夫も人間関係が下手《へた》で仕事に行きたがらないこと……。

また、家庭内暴力がある厳《きび》しい家庭環境で長女として生まれ育ったお母さんは、両親から責められないために、「早く、ちゃんとしなければ」という気持ちを強く抱《いだ》いていました。そのために、長男である健司君にも「厳しくしつけをしなければいけない」と思って、三歳の頃から食事の後片付けをさせているとのことでした。

そして、「自分になついてくる次男はかわいいが、自分になつかない健司はかわいくない、受け入れられない」と思っていること、最近健司君を抱《だ》っこした記憶がないこと、また健司君と自分自身がよく似ていることにも気づいてゆかれました。

私は、こうしたことを単純に肯定《こうてい》も否定もすることなく、お母さんの心の痛みを感じながら、お気持ちを深く受けとめようと努めました。じっと耳を傾けてお聴きしていると、お母さんの痛みが私の心の中に沁《し》みてくるようでした。私は、この親子が元気になるようにと祈るような気持ちで、お母さんにお話ししました。

「お母さんは、心の底では健司君をいとおしいと思っているのではないでしょうか。ご自分を責める必要はありません。健司君の可能性を素直に信じましょう。そして、健司君はお母さんが大好きなのですよ。大好きだからこそ、細心の注意を払ってお母さんのことをじっと見ているのです。だから、お母さんが『健司君、大好きだよ』という気持ちを思いっきり健司君にぶつけると、必ず道が開くと思います」

お母さんは夜間眠れないとのことでしたので、心療内科の受診をお勧《すす》めすると同時に、毎週一回、一時間くらいの時間を取ってじっくりお話を聴かせていただき、お母さんが、しつけの厳しい家庭に育ったことやご自身の気持ちを受けとめられるように関わってゆきました。お母さんは、「健司よりも、私がカウンセリングに来ているみたいですね」とおっしゃっていました。

また、お父さんにも診察に来ていただき、両親が協力して子育てができるように関わりを続けていきました。

○次第に元気になってきた健司君

そのような中で、次第に健司君の状態が改善してきたのです。

初診より約二カ月経過したときには、お母さんが見るからに元気になってきました。そして、「夜もよく眠れるようになりました。最近は子ども（健司君）を抱っこすることができるようになったんです。今まで子どもを『早く、早く』と急がせていたことが分かりました」と話してくださいました。

その一カ月後、健司君が徐々に元気になってきて、よく笑い、物を投げなくなり、暴力も振るわなくなりました。

初診から約半年後には、健司君は幼稚園に行くことが大好きになったとのことでした。診察室でも伸び伸びとしていました。アトピー性皮膚炎が急速に改善し、薬も塗《ぬ》らず、内服薬も服用していないとのことでした。また、絵をカラーで描《か》くようになりました。

初診から八カ月経過し、六歳になった健司君は、診察室でも落ち着いてニコニコと遊んでいました。話しかけると目線は少しそらしますが、普通に答えてくれます。

この期間、健司君には抗《こう》精神病薬などの内服薬は一切使用しませんでした。

お母さんは、「子どもが、自分とこんなにも直接的につながっているとは思っていませんでした。先生には、子どもだけでなく私も治《なお》していただきました。これからも大変だとは思いますが、頑張《がんば》ります」と明るく話されています。

○広汎性発達障害（自閉症）は、「受発色」の障害

健司君にみられるような広汎性発達障害は、自閉《じへい》傾向を示す発達障害を大きくとらえる概念で、自閉症もその一つです。子どもたちの約〇・五～一％、大体一〇〇～二〇〇人に一人の発症率で、学校などの教育現場では注意欠陥多動《たどう》性障害（ＡＤＨＤ）、学習障害（ＬＤ）などと共に大きな問題の一つとなっています。通常、健司君のような多動や暴力性をあらわにする子どもには、リスペリドンやハロペリドールといった抗精神病薬の投与《とうよ》が行われています。

しかし、私は、広汎性発達障害は、大脳生理学的な病態が何であれ、最終的にはその子の心のはたらかせ方に改善の鍵《かぎ》があると考えています。

その心のはたらきを、ＴＬ人間学では「受発色《じゅはっしき》」という見方でとらえます（一七二頁の

図参照)。「受」とは受信で、物事を感じ受けとめること、「発」とは発信で、想い考え行為すること、「色」とはその受信と発信によって生まれる現実のことです。私たちは誰《だれ》もが一瞬一瞬、「受」→「発」→「色」を繰《く》り返しています(詳しくは一七四〜一七五頁、または、高橋佳子著『人生で一番知りたかったこと』三宝出版、一〇八頁を参照してください)。

広汎性発達障害は、子どもの「受発色」の障害であり、その「受発色」を少しでも良い方向に変えることができれば、症状は改善され、事態は良い方向に変わってゆく――。これまで数百例という事例を通して、私はそのことを体験し、確かめてきました。

そして、子どもの「受発色」に最も大きな影響力を持っているのがお母さんです。

私が健司君とお母さんに最初に出会ったときに感じたことは、健司君親子の間にある何とも言えない溝《みぞ》のような距離感でした。お母さんに近づいたときの健司君のこわばったような、よそよそしい仮面をかぶったような笑顔が思い出されます。

お母さん自身も健司君によく似ていて、ご主人や、健司君との関わりの中で苦しんでいらっしゃいました。したがって、最初の二カ月間、私はお母さんが元気になるようにひた

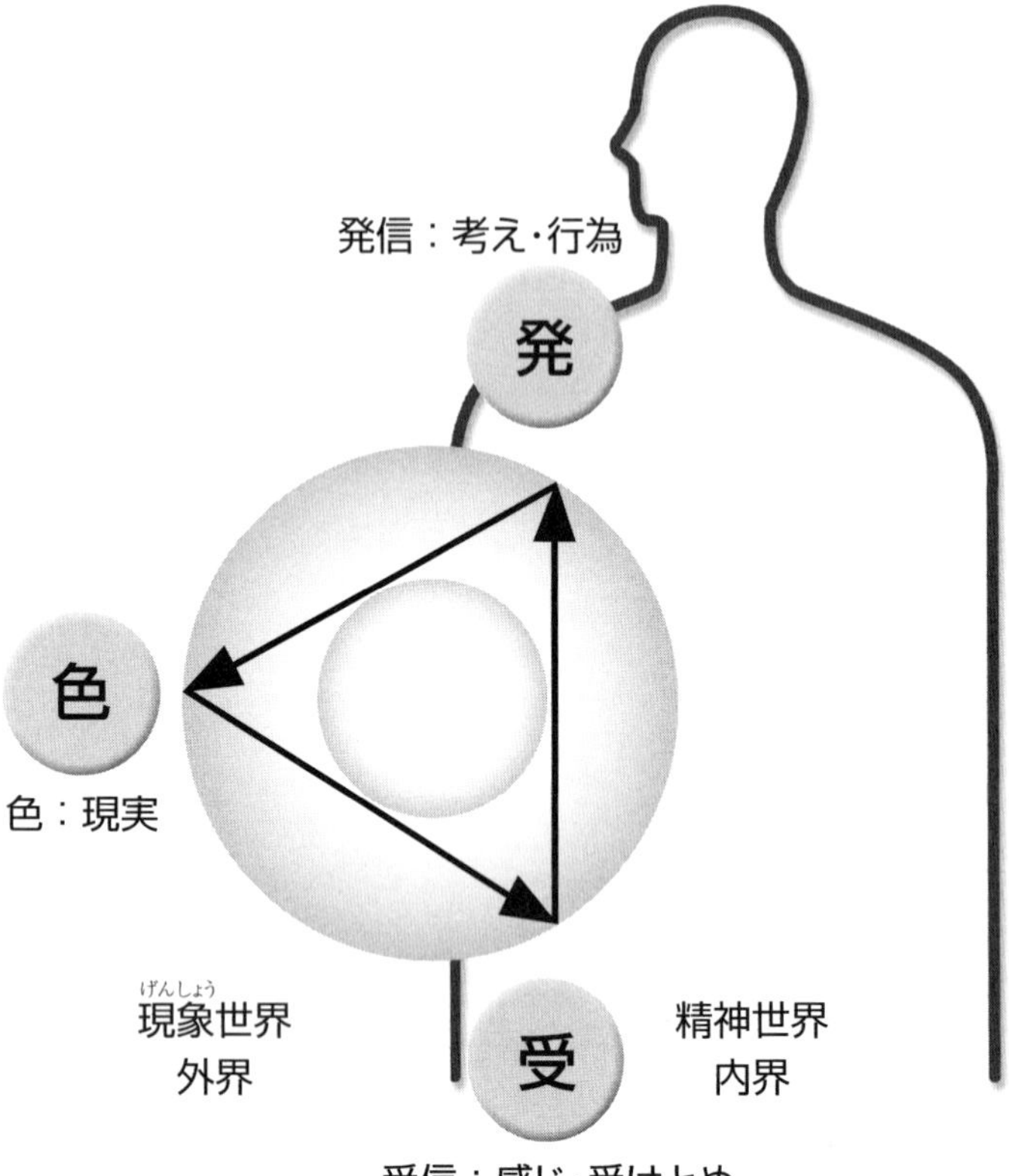
発信：考え・行為
発
色
色：現実
現象世界《げんしょう》
外界
受
精神世界
内界
受信：感じ・受けとめ

受発色

すらに関わってゆきました。お母さんとの関わりの中で最も気をつけたのは、決してお母さんを責めないこと、そしてお母さんの痛みを受けとめることに専心《せんしん》しながら、焦《あせ》らずに、健司君に対する愛情を思い出していただくことでした。また、診察室の中で、私と関わっている間に時おり見せる健司君の素直な姿にも、お母さんはハッとされたのではないかと思います。

初診から二カ月後、「今まで子どもを急がせていたことに気づき、今は抱っこすることもできるようになった」とお母さんはおっしゃいました。お母さんは、すでに「受発色」が変わってきています。こうして、お母さん自身が徐々に元気になってゆかれるのと同時に、健司君との関わりが変わってゆき、健司君とお母さんとの距離が近くなるにつれて、健司君の病状は改善されて元気になってゆきました。

つまり、健司君の多動や暴力的な行動は、薬を使用することなく短期間でほぼ消失し、元気に生活できるようになったのです。

もちろん、広汎性発達障害は簡単に治癒《ちゆ》する病気ではなく、また様々なケースがあって同じものは一つもありません。健司君も、これから多くの困難に出会うと思います。

【参考】受発色について――高橋佳子著『いま一番解決したいこと』より

○［問題解決の道のつけ方Ⅰ］内と外をつなぐ

何か問題が起こったとき、他人《ひと》のせいや事態のせいにすることができず、自分で引き受けざるを得ないと覚悟《かくご》を定《さだ》めたとしても、私たちは往々《おうおう》にして、「どうしたらその問題を解決できるか。ああしてはどうだろうか、こうしてはどうか……」と、問題解決のノウハウを求め、とにかく一刻も早く問題を解決しようと躍起《やっき》になります。

しかし、当たり前になっているこのような発想の仕方には大きな欠落があります。それは、自分の内側・心を、ほとんどまったくと言ってよいほど、軽視しているか無視しているという点です。「心が大切」と言えば、それは精神論で片づけられてしまい、問題を解決するには最も遠回りのやり方にしか思えないのが一般的なのではないでしようか。

この発想の根幹《こんかん》には、「目に見えないものは信じない」という、実証主義に徹《てっ》した近代科学の合理精神が横たわっており、そう簡単には拭《ぬぐ》えないものがあるように感じます。しかしこの点にこそ、現代人が陥《おちい》っている大変な誤謬《ごびゅう》があると、私は思います。

実は私たちの内側にこそ、問題を起こしている根本原因があり、その内側を転換したとき、問題を解決してゆく智慧《ちえ》と力が溢《あふ》れてくる、というのが実相《じっそう》だからです。外側の力ばかりを引き出そうとしてきた私たちにとって、人間の心とは、未だ開拓《かいたく》されていない残された最後の資源であり、そこにこそ真に問題を解決する根本的な力が眠っているということです。

「内と外をつなぐ」とは、まさしくこの人間の内に眠っている力を解放し、その力をもって問題の根本的解決に向かうということです。そして「内と外をつないで」生きることにこそ、私たち人間が人間である所以《ゆえん》があり、人間だけが抱《いだ》いている権能《けんのう》もそこにあるのです。内と外をつないで生きるとき、未だ体験したことのない想像を絶する力が発揮《はっき》されるのです。……

○［問題解決の道のつけ方Ⅱ］内を見つめる

問題を解決するための根本的な力がどこにあるかといえば、それは人間の内側・心であるということ……それは同時に、現状において次々に問題を起こしてしまっているのも、実は人間の心であるということを示しています。ですから、自分の心がどのような可能性を抱き、テーマを抱《かか》えているのかを知ること、つまり「内を見つめる」ことが、問題解決に向かう上で、極《きわ》めて重要です。

その鍵《かぎ》は、人間の「受発色《じゅはつしき》」の中にあります。

人間が生きるということは、出来事や事態を感じ・受けとめ、思い考え、行為して、その結果としての現実を生み出すということです。感じ・受けとめることは「受信」。思い考え、行為することとは「発信」。そしてそこには必ず現実＝「色」が生じます。この受信→発信→現実という営みを、私は「受発色」と呼んでいます。

私たちは日々、いや生まれてから死ぬまで、この受発色を数え切れないほど繰り返しているのです。人間が人生の中でしている営《いとな》みは、すべてこの「受発色」であり、それ以外は何もしていないと言ってもよいでしょう。

一人ひとりの内には、無限の可能性があります。しかしそれを閉ざしているのも、また開花させるのも、その鍵はすべて受発色にあるのです。

一人ひとりが、自らの受発色に変革を起こし、真実の自己の受発色を現してゆくとき、本当の自分に出会うことができ、一人ひとりに与えられた真の個性、可能性が開花し始めるのです。このことを私は、「受発色革命」と呼んでいます。……

（高橋佳子著『いま一番解決したいこと』三宝出版、一五八～一六〇頁より引用）

しかし、まず私たち大人が自分自身の「受発色」を常に点検し、その「受発色」を本来的なものに変えてゆくとき、子どもたちの「受発色」に変化が起こり、思いがけず新たな道が開けてくることを確信しています。

私は、薬物療法を決して否定するものではありません。症状によって適切に使用することは必要なことです。しかし、数多くの親子との出会いを通して感じることは、子どもたちに関わる私たちの「受発色」がどれほど大切かということです。特に、小学校低学年、十歳頃までは、母親や教育者、医療者の「受発色」が、子どもの「受発色」に決定的な影響を及ぼします。

実は、本章でご紹介してきたすべての事例において、子どもに関わる大人（お母さん）の「受発色」の転換が必ず起こっています。そして、その転換が、子どもの「受発色」の転換を促《うなが》し、病の回復につながっていると考えています。

なお、「受発色」を具体的にどのように変えてゆけばよいかについては、高橋佳子著『「私が変わります」宣言』（三宝出版）をぜひお読みいただくことをお勧めします。

第三章　子どもと出会うときに大切なこと

――三つの理念と九つの鍵

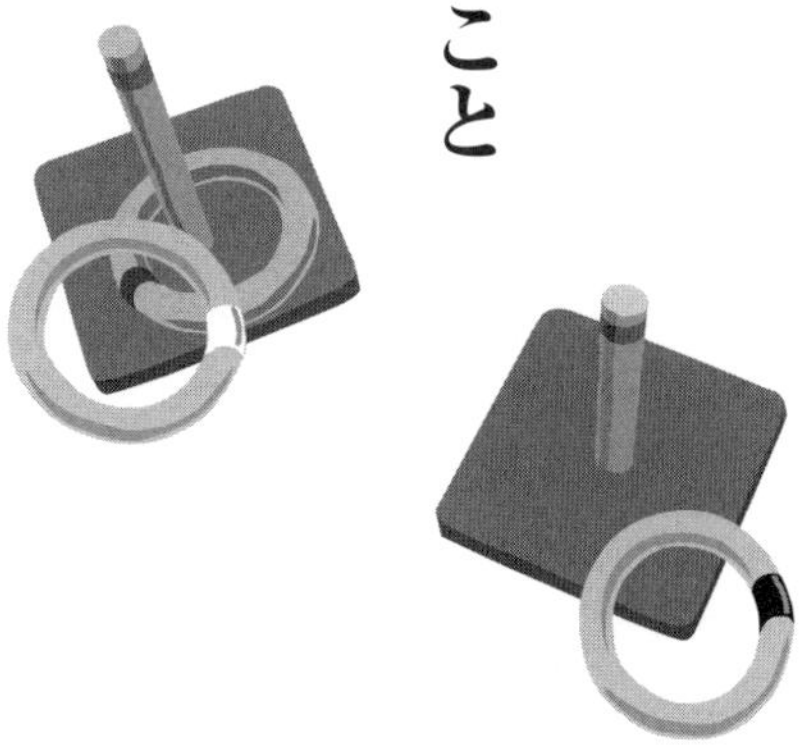

1　トータルライフ医療とは――TL人間学に基づく医療実践

第二章では、十二人の重い障害を持った子どもたちとそのお母さんとの出会いを紹介してきました。いずれも、現代医学の常識では考えにくいほどのめざましい回復と発達を遂《と》げた子どもたちでした。

このような結果が生まれた背景には、高橋佳子《けいこ》先生が提唱《ていしょう》されるTL（トータルライフ）人間学（二九頁参照）があります。TL人間学が教えてくれる人間と人生に対する深い洞《どう》察《さつ》と愛に満ちたまなざしがなければ、決して起こり得ないことでした。

そして、そのTL人間学に基づいた医療を実践《じっせん》するのがトータルライフ医療です。トータルライフ医療とは、一八〇～一八一頁の図に示すように、「存在と生命への畏敬《いけい》」をすべての医療活動の原点とした医療です（くわしくは馬渕茂樹著『二十一世紀の患者学』〈三宝出版〉をご参照ください。なお、医療者の研鑽《けんさん》と実践のネットワークの場として、トータルライフ医療研究会があります。電話〇三―五八三〇―四六〇〇　http://www.tl-medicine.com/）。

前章でご紹介した事例も、トータルライフ医療を発達障害児の医療現場で実践したささやかな記録にほかなりません。

本章では、トータルライフ医療の理念に基づき、また私の八年間の医療実践も踏まえながら、子どもたちと出会うときの「三つの理念」と、具体的な「九つの鍵《かぎ》」をご紹介したいと思います。

2　子どもと出会うときの基本理念

私は、障害を持った子どもに出会うときの基本理念は、以下の三点に集約できるのではないかと考えています。

お子さんに出会うときの基本的心構えとして、お母さん方や先生方も心に置いていただければと思います。

(1) 障害をトータルにみる――心と身体をトータルにみる

人間は、①肉体的な側面、②精神的な側面、③社会的な側面、そして最も深いところで④スピリチュアル（霊的《れい》）な側面を抱《いだ》いた存在として生きています。障害を持った子ども

トータルライフ医療

私たちは「存在と生命への畏敬」をすべての医療活動の原点にします

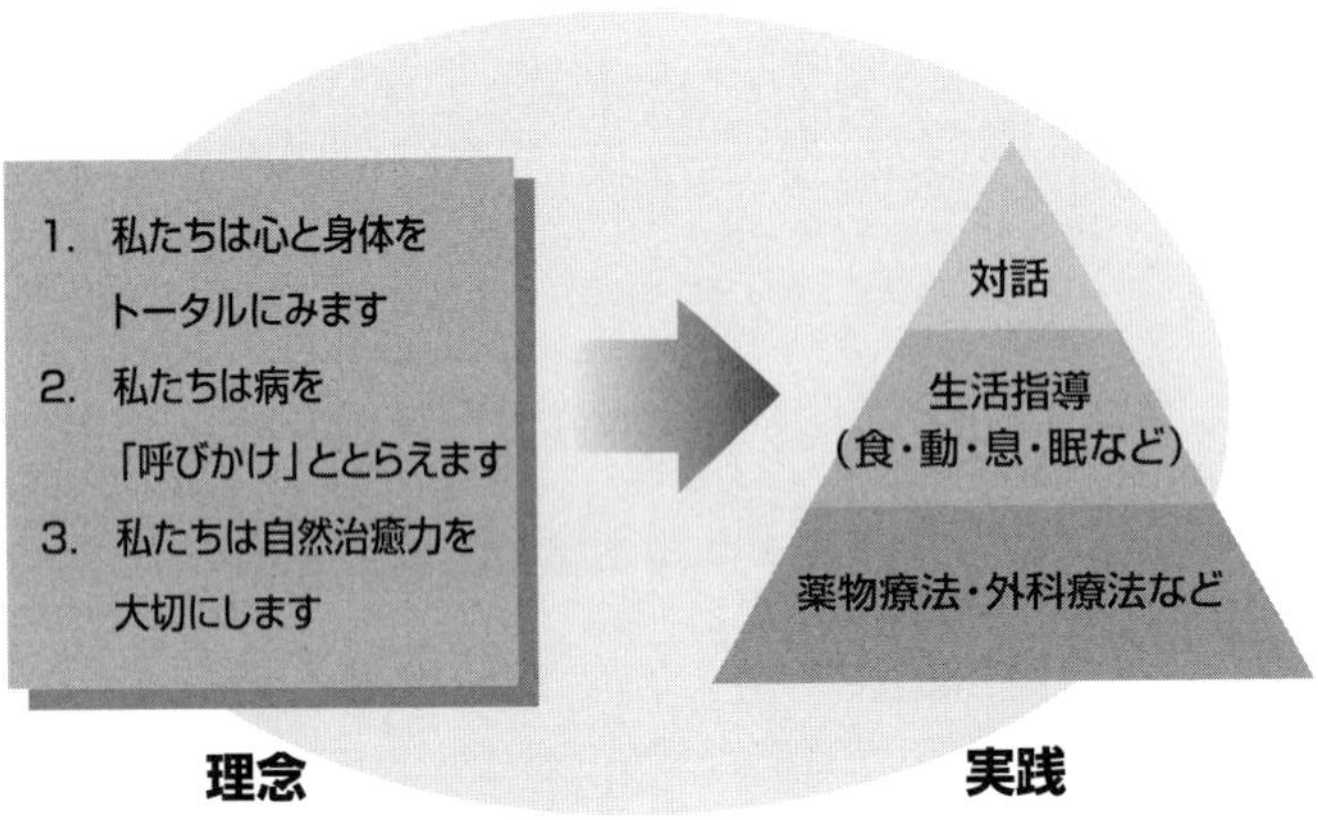
1. 私たちは心と身体を
トータルにみます
2. 私たちは病を
「呼びかけ」ととらえます
3. 私たちは自然治癒力を
大切にします
対話
生活指導
（食・動・息・眠など）
薬物療法・外科療法など
理念
実践

（馬渕茂樹著『21世紀の患者学』三宝出版より）

私たちは「存在と生命への畏敬《いけい》」を すべての医療活動の原点にします

私たちは一人ひとりのいのちと人生のかけがえのない重みを、何よりも大切にします。

理念

①私たちは心と身体をトータルにみます

私たちは心と身体を別々ばらばらにみません。心身は相互に深く関わっており、その相互関係を大切にしないと病気と健康の本当の姿は見えてこないからです。

②私たちは病《やまい》を「呼びかけ」ととらえます

私たちは病気を単なるマイナスととらえません。マイナスはマイナスでも、大きなプラスに転換し得るマイナスだからです。そのために病気を偶然ではなく、人生に起こってきた意味ある必然、生き方への「呼びかけ」ととらえます。

③私たちは自然治癒力を大切にします

私たちは自然治癒力を引き出すことを治療の目標にします。人間の内側には無限の生命力、すなわち自然治癒力が眠っているからです。そのために薬物療法を土台としながらも、対話や生活指導を重視した診療をします。

実践

○対話

お話を伺《うかが》いながら、病気の背景について共に考え、根本的な治癒《ちゆ》をめざします。

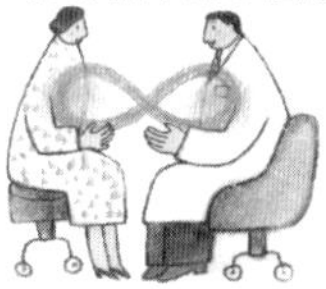

○生活指導（食・動・息・眠など）

ライフスタイル（食事、運動、呼吸、睡眠など）を点検し、改善点を具体的に提案します。

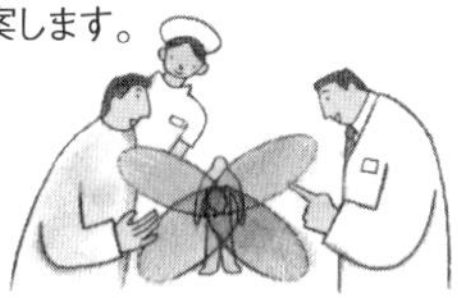

○薬物療法・外科療法など

東洋医学と西洋医学のそれぞれの長所を生かして、診断と治療を行います。

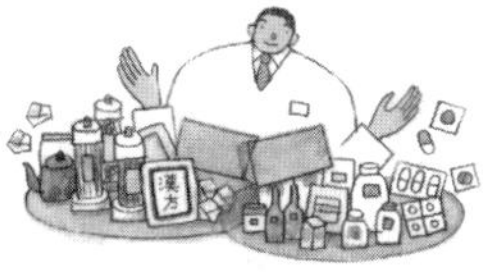

（馬渕茂樹著『21世紀の患者学』三宝出版より）

に対して、どうしても私たちはその障害という一部分のみに目が行きがちになってしまいます。しかし、発達障害児と出会うときも、そのような四つの側面を抱いた存在であることをすべての基《もとい》として関わってゆくことが大切です。

(2)子どもは親を映す鏡――病は「呼びかけ」

子どもと両親、特に母親は一心同体《いっしんどうたい》であり、両者は同じ実体の別の側面であるとも言えます。子どもはお母さんの心を映《うつ》し、両親の目を通して世界を見ています。お母さんが癒《いや》されなければ子どもは決して癒されません。子どもの病は、大人（とりわけお母さん）が変わることを呼びかけているとも言えるでしょう。

(3)信じて関われば必ず伸びる――自然治癒力を引き出す

子どもは、成長する力を内に宿しています。「子どもの可能性を信じること」がすべてのスタートです。私たちが心を込《こ》めて真剣に関われば、子どもは必死で応《こた》えようとします。そこに信頼関係や絆《きずな》が生まれ、隠れていた潜在的《せんざいてき》な力が解放されて自《おの》ずと成長してゆくのです。

もちろん私自身、初めからこうしたまなざしを抱いていたわけではありません。当初は、自分は治療する側、指示する側の医師であり、患者さんは治療される側、指示される側だと信じて疑《うたが》いませんでした。

しかし、ＴＬ人間学を通して、何よりも私自身が癒され、人間存在に対する理解が少しずつ深まってゆく中で、「どんな小さな子どもも魂存在である」という確信が深まってゆきました。

「障害を抱《かか》えたこの子も、他に代えることのできない尊《とうと》い存在であり、世界に触れて成長し、愛され、愛することを望んでいるのだ」というまなざしが確かになってゆく中で、私自身の感じ方や関わり方が大きく変わっていったのだと思います。

たとえ言葉が通じなくても、もっと深いレベルで、人間存在の根幹《こんかん》のような地平――魂と魂とが通《かよ》い合う次元がある――。そうした確信が深まってゆくにつれ、子どもたちの中で星が煌《きらめ》くような新しい変化が起こる。そして心と心、魂と魂の触れ合いが生まれるとき、その子との関係そのものが変わってゆくのです。同時に私自身も、これまで体験したことのないような深い癒しと歓びが心深くから溢《あふ》れてきます。

それは、誰《だれ》から与えられたものでもなく、誰にも奪《うば》われることのない歓びです。思えば、かつての私は診療でとにかくエネルギーを放出し続け、疲れ切っていたというのが正直な実感でした。でも今はそうではなく、かつて以上に多忙な毎日になっているにもかかわらず、「苦しくても幸せ」と思えるのです。きっと、前章でご紹介したご家族の方々も同じようなお気持ちではないかと思っています。

3　子どもと出会うときの九つの鍵

このような三つの基本理念を基として、実際に子どもたちと出会ってゆくときに、大切な鍵となる九つのポイントをまとめてみました。

(1)子どもの可能性を信じましょう

かつて私は、「神経難病はどうにもならない」と長い間思ってきました。また重症児の困難な現実に直面したとき、「だめだ」とすぐにあきらめていました。しかし、それでは何も現実は変わりませんでした。

今では、困難な現実であるからこそ、いっそう勇気を持って子どもたちの可能性を信じて関わることが大切だと感じています。「子どもたちの可能性を信じる」ことからすべてが始まります。その想いを最も強く持つことができる人がお母さんです。

私は、いつもお母さんに「この子を信じることができる最後の一人はあなたです」とお伝えしています。真剣にその子を信じ、関わる人が一人でもいれば、その子は必ず成長してゆくことができます。

本当に、「私たちの関わりの限界が子どもたちの発達の限界」なのです。そのことを心に置いて全力を尽《つ》くしてゆきましょう。

(2)病は呼びかけ——子どもは周囲の人の心を映す鏡

次に大切な視点は、「病は呼びかけ」という病気観（人生観）です。それを発達障害児医療では、「発達障害児は周囲の人の心を映す鏡」と言い換《か》えることができるでしょう。

子どもは、お母さんやお父さんをじっと見ています。つまり、お母さんやお父さんの考えや行動が子どもに投影《とうえい》され、子どもはお母さんやお父さんを通して世界を見ているのです。

「子どもとお母さん・お父さんは一枚のコインの表と裏」ということです。ですから、お母さん・お父さん（コインの裏）が変われば子ども（コインの表）は必ず変わってゆきます。

(3) 一人の人間として共感する心を大切にしましょう

「○○である前に一人の人間として」（○○には、ご両親や医療者や教育者が入ります）ということを大切にして、同じ目線で子どもに向かいましょう。

私たち大人は、どうしても「親」「医師」「教師」という立場をかざして子どもに関わりがちです。しかし、子どもは、たとえ重度の知的障害があっても、私たちと等しい尊《とうと》さを抱く一人の人間です。私たちと同じように悩み、苦しみ、悲しみ、喜んでいます。ただそれを表現できないだけなのです。その想いを体全体で受けとめるように努力しましょう。全力で関わっていますと、言葉を超えて「想い」は直接心に通じてゆきます。想いが通じた分だけ、コミュニケーションが開かれてゆくでしょう。

(4)「愛されている」という実感が集中力を高め、成長を促します

私たち大人の愛念《あいねん》が子どもの荒れを止め、暴力的行動を抑制《よくせい》します。

私たちの病院には、知的遅れはないのに落ち着きがなく、集中力のない子どもたちがたくさん来院します。中には、すぐに大声（奇声）を出したり、「つねる、たたく」などの暴力的行動を示す子どもたちがいます。学校や幼稚園・保育園で問題児扱いを受けていますが、果たして子どもたちだけが悪いのでしょうか。どのようにすれば問題行動はなくなるのでしょうか。

診療をしていて感じるのは、ほとんどの子どもが、人との絆が切れ、孤独で、心の痛みを抱えて寂《さび》しい想いをしているということです。学校でも家庭でも居場所がないのです。しっかりと愛されているという実感が持てないために不安で仕方がないのです。

ですから、このような子どもたちを決して責めないでください。力で押さえつけようとすると必ず力で返してきます。子どもたちの痛みを私たちの痛みとして感じましょう。愛

情を持って、熱く温かく語りかけましょう。そうすれば、たとえ言葉は理解できなくても言葉に込められた私たちの想い（愛念）は伝わります。

叱《しか》るときでも、決して子どもの手を離さないでください。心より「○○ちゃん、愛しているよ」というメッセージを忘れないようにしましょう。愛されていなければ子どもは成長できません。子どもを本当に癒すのは、お母さんやお父さんの愛情なのです。

(5)子どもの言葉や気持ちをよく聴きましょう

私たちは、どうしても子どもに指示的に関わり、急がせてしまいがちです。その結果、子どもは依存的になり、だんだん元気がなくなってしまいます。そして元気のなくなった子どもを見て、私たちは焦《あせ》り、ますます高圧的、指示的な関わりを強めてしまうという悪循環に陥《おちい》りがちです。

子どもの姿をよく見てください。そして感じてください。必死に頑張《がんば》っている子どもの姿が見えてくるはずです。子どもは、私たちに懸命《けんめい》に応えようとしています。少しでもそうした様子が感じられたら、「よく頑張ったね」と誉《ほ》めてあげましょう。どんな子どもにもキラリと光るところが必ずあります。そこを伸ばしてあげるようにしましょう。私たちが「こうさせたい」ではなく、子どもが「何をしたいのか」を大切にしましょう。それだけに、怒りにまかせた場当たり的な叱責《しっせき》や、「もっと、頑張りなさい」とプレッシャーばかりをかけることは控《ひか》えるべきです。

(6)「恐怖・焦り・不安・あきらめ」などの否定的な感情を子どもにぶつけることをやめましょう

私たちは、子どもに対して、「恐怖・焦り・不安・あきらめ」などの否定的な感情を無自覚にぶつけている場合があります。もし立場が逆だったら、私たちはどのように感じるでしょうか。おそらく、そんな話は聴きたくないと思われることでしょう。子どもだって同じはずです。

しかし、子どもは生活を全面的に両親に依存していますので、両親や大人の言葉から逃《のが》れられません。お母さんやお父さんをじっと見ている子どもたちは、お母さんやお父さんが否定的な感情を抱いていれば、その気持ちをそのまま吸い込み、苦しみます。

ですから、私たち自身が「恐怖・焦り・不安・あきらめ」といった感情から離れるように努力をしましょう。まずは大人が悪循環《あくじゅんかん》から離れることが第一歩です。

(7)子どもの心の中に思い切って飛び込み、私たちの感動を伝えましょう

コミュニケーションがうまく取れない子どもは、他者に対して潜在的に恐怖心を抱いています。そのために、程度の差はありますが、どの子も緊張して心に壁をつくり、周囲との関係が希薄《きはく》になっています。

私は、そのような子どもと出会うときの最も大切なポイントは、子どもの心に思い切り飛び込んでゆくことだと思っています。大きな声で明るくあいさつをし、声をかけ、手を握ることや「抱《だ》っこ」などのスキンシップをしましょう。言葉や行動に愛のエネルギーを込めて子どもに精いっぱい関わりましょう。

私たちが全力で子どもの心に体当たりをすると、たとえどんなに心が閉ざされていても、子どもの心に衝撃《しょうげき》が走り、こちらに意識が向き、お互いの距離が縮《ちぢ》まります。距離が縮まれば、縮まった分だけコミュニケーションが生まれてゆきます。

また、私たちの感動を伝えることです。そのためにも、まず私たちが自らの心を輝《かがや》かせなければなりません。生かされていることに感謝する気持ちを思い起こしましょう。

どうしてもその気持ちが持てないのなら、お子さんがお母さんのお腹《なか》にいたときのことを思い出してください。お母さんは、「どんな子が生まれてくるのだろう」「こんなことをしてあげたい、あんなこともしてあげたい」ときっと思ったはずです。その気持ちを子どもに率直に、懸命に話してあげてください。お母さんが今日見た空や夕焼け、道端《みちばた》の花の話をしてあげましょう。感動した絵本の話をしてあげましょう。そのとき、お母さんの言葉を超えた想いが子どもの心に伝わってゆきます。

(8)「子どものすべてを引き受ける」という明確な意志を立ち上げましょう

私たちは、周囲の人たちの目を気にして子どもに集中して向かえないときがあります。また、あまりの現実の厳《きび》しさに逃げ出したくなることがあります。どう対応したらよいか分からずに、子ども（現実）と私たち（自分自身）との絆を切って、傍観者《ぼうかんしゃ》になってしまうことさえあります。そのため、子どもに社会的なルール（しつけ）をきちんと教えることができなくなってしまうのです。

現実から逃避《とうひ》していては、決して問題は解決しません。子どもは、お母さんやお父さんが「すべてを引き受ける」と決心するその時を待っています。だからこそ、「何としても、この子を守りたい、そのためにできることは何でもしよう」という明確な意志を立ち上げましょう。そして、心を込めてきちんと社会のルールを伝えてあげましょう。

(9)家庭や兄弟姉妹などの状態も常に観察しておきましょう

子どもは家庭で生活しています。発達障害児を家庭で育ててゆくためには、大変な労力が必要です。お母さんの身体的、精神的な状態は大丈夫でしょうか。お母さんは家族の中で、孤立していないでしょうか。お父さんの協力は十分でしょうか。発達障害児以外の兄弟姉妹にも十分に目が行き届いているでしょうか。気がつかないだけで、水面下で様々な問題が起こっている場合もあります。それらを放置しておくと家庭崩壊《ほうかい》にもつながりかねません。

ですから、障害を持ったお子さんだけではなく、兄弟姉妹などを含めた家庭全体の状況にも注意を向け、観察しておくことも必要です。私は、できるだけお父さんにも外来診療に付き添《そ》ってもらうようにして、お母さんを孤立させないように心がけています。

本章でご紹介した、子どもと出会うための「三つの基本理念」と「九つの鍵」は、発達障害児を抱えた親御さんの実践ガイドであると同時に、私自身のテーマであり、日々の診療指針でもあります。子どもたちや親御さんとの出会いにぜひとも応えることができるように、私も精いっぱい努力してゆきたいと願っています。

第四章　Q&A——発達障害児についての疑問に答える

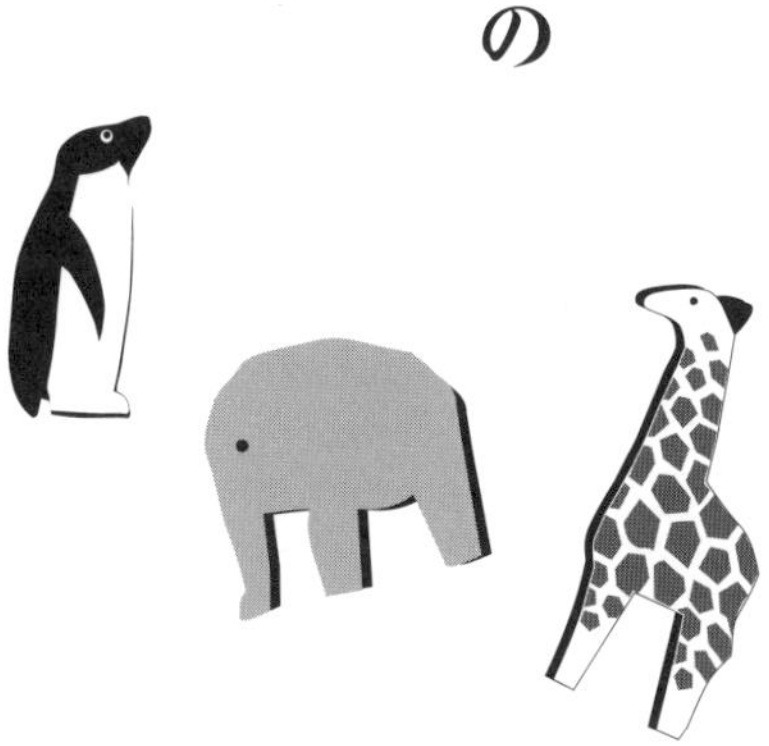

Q1「どのようにしたら、子どもの言葉が増えるのでしょうか」

これは、外来診療中によくお受けする質問です。おそらく発達障害児を抱《かか》えるご両親にとって、最も切実《せつじつ》な問題の一つでしょう。私は、言葉は総合力の指標《しひょう》で、子どもたちの成長のしるしと考えています。

例えば、幼児が言葉を獲得《かくとく》してゆくときのプロセスを考えてみましょう。目の前に一つの「りんご」があったとします。子どもたちは、「りんご」を見て、親がそれを「り・ん・ご」と発音して呼んでいることを知ります。また、「りんご」に触《さわ》ってその感触を知り、食べてみることによって味を覚えてゆきます。そして、何度も何度も「り・ん・ご」という音声と実際の「りんご」を重ね合せる経験をすることによって、「り・ん・ご」という音声と実際の「りんご」が結びつきます。

その結果、「り・ん・ご」という音声を聞いただけで、「りんご」の丸い形、赤い色、触った感覚、甘い味を思い浮かべることができるようになります。

こうして「りんご」という言葉を獲得してゆくわけですが、さらに重要なことがあります。それは、「りんご」という獲得した言葉を用いて、他の人に何かを伝えたいという意欲があるかどうかです。

一般的に言って、知的障害（精神遅滞《ちたい》）の子どもは、「りんご」という言葉をなかなか獲得することができません。

一方、自閉症（広汎《こうはん》性《せい》発達障害）の子どもは、「りんご」という言葉を獲得しても、それを用いて周囲の人たちに「このりんごおいしいね」などと、伝える意欲が不足しています。

したがって、知的障害（精神遅滞）の子どもには、実際の「りんご」と音声の「り・ん・ご」を結びつけるように、何度も繰《く》り返し関わってゆくことが大切です。絵カード（りんごの絵を描《か》いたカード）を用意しておいて、実際に発音をしながらコミュニケーションを取るように関わることもあります。

また、自閉症（広汎性発達障害）の子どもには、言葉を教えることも必要ですが、それ以上に人間同士の絆《きずな》を強くして、「自分の考えていることを相手に伝えたい」と思えるような関わり（人間関係）をつくってゆくことが大切です。一般的に、自閉症（広汎性発達障害）の子どもは、メッセージを伝えるシグナルが普通の子どもより極端《きょくたん》に弱いので、その声を聴き取るために、私たちが受信の力を最大限に発揮《はっき》して関わってゆく必要があります。

Q2「子どもが親や先生の言うことを聞かなくて困っています」

これも、毎日のように受けるご質問です。ふだん私たちは、コミュニケーションがうまく取れないとき、どのような態度をとっているでしょうか。例えば、相手に脅《おど》しをかけたり、機嫌《きげん》を取ったりして自分の意向を相手に伝えようとする場合もあるでしょう。

しかし、子どもたちが大きくなってくると、脅しも通用しなくなります。機嫌を取ることによって関わりが生まれても、状況が変化すればその関係は維持《いじ》できなくなってしまいます。ましてや、言葉が話せなかったり、自閉症（広汎性《こうはんせい》発達障害）のように人間関係を十分つくれない子どもには通用しません。

私は、「言うことを聞く・聞かない」は、子どもとの「距離」の問題であると思います。特に、言葉が話せない子どもとの関わりでは、子どもの心の痛みにどれだけ私たちが共感できるかにかかっています。例えば、理由もなく騒《さわ》いでいる（周囲の大人たちには理由が

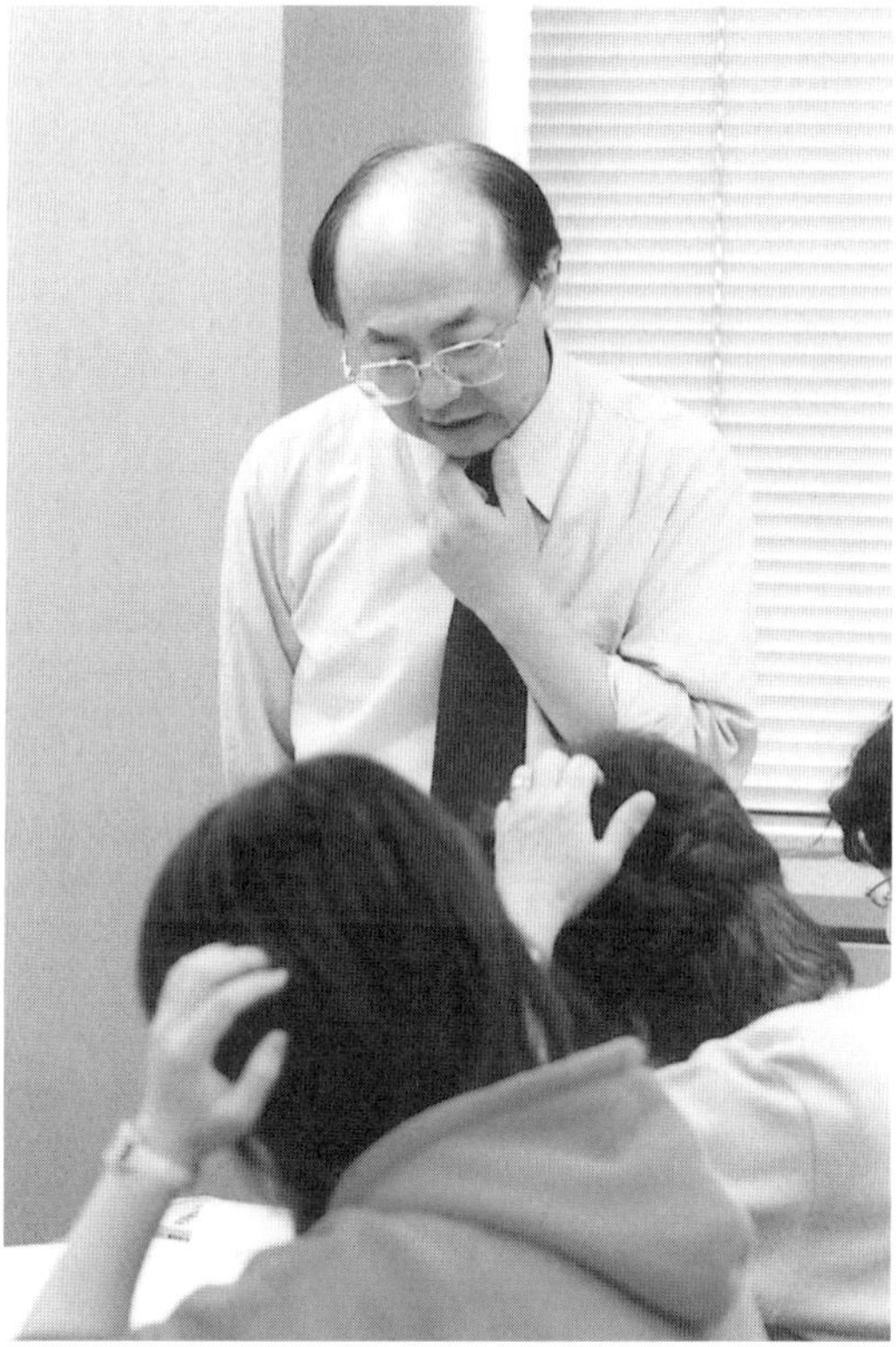

発達障害に関する講習会にて

ないと見える）発達障害の子どもがいるとしましょう。通常の場合、その子にただ大声で「静かにしなさい」と言ってもほとんど効果はないでしょう。

私は、たとえ重度の知的、情緒的《じょうちょてき》な障害があったとしても、理由もなく騒いでいる子どもは一人もいないと信じています。騒ぐには、騒ぐだけの理由があるのです。

もし私たちが「理由もなく騒いでいる」と感じているならば、そのことがすでに子どもとの間に距離があることを示しているのです。

私は、騒いでいる子どもに出会ったときは、ひたすらその子の痛みを感じるようにします。頭ではなく、心で感じるように努《つと》めるのです。そうすると、泣き叫《さけ》んでいるその子の痛みや悲しみが次第に私の心に伝わってきます。

発達障害を抱《かか》え、騒いでいる子どもは、周囲の状況が分からずに不安に怯《おび》えている場合があります。自分の置かれている状況にずっと耐《た》えてきて、我慢《がまん》の限界を超えてしまった場合もあります。孤独になって、どのように行動してよいのか分からずに、泣き叫んでいる場合も少なくありません。

だから私は、「あなたは一人ぼっちではないよ」「私がここにいるよ」と心を込《こ》めて、一生懸命《けんめい》、その子に話しかけます。そうすると、たとえ言葉を理解できなくても、私たちの想い（心のエネルギー）が、直接子どもの心に伝わってゆくのを感じます。

また、スキンシップをして、心を落ち着かせることもあります。私たちが懸命に子どもに関わってゆけば、子どもも懸命に応《こた》えようとしてくれるものです。そのとき、互いの距離が近くなり、子どもとの間に信頼関係が生まれます。信頼関係ができれば、必ず子どもは私たちの言うことに耳を傾《かたむ》けてきます。

こうしたことは、頭で考えるだけではなく、実際に取り組んでみるとよく分かります。日々の生活の中で、子どもを愛し、可能性を信じ切ることができるかどうかが鍵《かぎ》です。

Q3「どうしたら落ち着くのでしょうか、集中力がつく効果的な薬はあるのでしょうか」

このような質問を受けたとき、私は逆に「お母さん自身の経験では、集中できないときはどのようなときですか」とお聞きします。

私たちは、出来事や事件などに圧迫され、不安になっているときにはそのことが気になってなかなか集中できないものです。一方、有頂天《うちょうてん》になっているときにも、地に足がつかず、集中して物事に取り組むことは困難でしょう。もちろん、抗《こう》不安薬や抗精神病薬などを服用して気持ちを一時的にその事態からそらし、心を落ち着かせることはできます。しかし、不安になっている原因や有頂天になっている事態をしっかり見つめ、改善しなければ、たとえ薬を服用しても薬が切れれば元の状態に戻ってしまいます。

私たちは、「そのままの自分が受け入れられている、愛されている」「自分の居場所がある」と感じているときが、一番リラックスして、集中して物事に取り組むことができるものです。

したがって、子どもを落ち着かせ、集中力をつける一番の近道は、お母さんや先生方が子どもたちとしっかりした人間関係をつくることだと感じています。この場合もQ1、Q2と同様に、日々の地道な取り組みが鍵《かぎ》を握《にぎ》っています。

Q4「子どもをどのように叱ったらよいのでしょうか」

発達障害を持った子どもたちは、一般的に他人とのコミュニケーションが苦手《にがて》です。お母さんたちも、そのような子どもの育児に戸惑《とまど》いつつ「しつけを厳《きび》しくしなければいけない」「もっと、ちゃんとしなければいけない」と思い、必要以上に強く叱責《しっせき》しているケースがあります。ときにはそれが高じて、手が出ることもあるかもしれません。また言葉の暴力になっている場合もあります。

一方、叱《しか》ったり制止したりすると大騒《さわ》ぎするような子どもや、多動《たどう》で言うことをきかない子どもに対して、お母さんが子どもの後を走って追いかけてばかりいるケースもあります。

まず、しつけについて考えてみましょう。私たちは互いのルールの上で社会生活をしています。したがって、人間として生きてゆくときに必要なルールはきちんと子どもたちに伝えなければなりません。「いけないことはいけない」とはっきりメッセージを出してください。

それを曖昧《あいまい》なままで放置《ほうち》（放任）してしまうと、子どもに対して、「そのことをしてもよい」という誤ったメッセージを伝える結果になってしまいます。少なくとも、三歳以降はきちんと伝えなければ、後で手がつけられない状態になりかねません。たとえ子どもに知的・情緒的《じょうちょてき》な障害があったとしても、心を込めて、はっきりと伝えなければならないと思います。

　私たちが子どもの可能性を信じて真剣に関われば、子どもは、必ず言葉に込められたお母さんの気持ちを直接的に感じ、吸収し、反応してゆきます。この行為そのものが、子どものコミュニケーションの鍛錬《たんれん》にもなってゆくのです。

　ただ、このときに注意すべきことは、常に変わらない一定の態度で子どもに臨《のぞ》まなければならないということです。特に発達障害児は場面の切り替えがうまくできないので、お母さんの態度やしつけの基準がその時その時で変化すると、子どもは混乱してしまい、子どもの心に一定の判断基準が育たないからです。

　また、「うるさい子だ、もう知らない、勝手にしろ」といったイライラした怒りの感情、「この子はいったいどうなってしまうのだろう、私には到底《とうてい》引き受けられない……」といった恐怖の感情、「仕方がない……」といったあきらめの感情、「まあ、何とかなるだろうし、そのうちやればよい……」といった切実感が伴《ともな》わない感情、「もっと、ちゃんとさせなくては！」という相手に対する支配的な感情を持って関わることは、絶対に避《さ》けなければなりません。

子どもに対する愛情と信頼をベースに関わることが大切なのです。どんなときでも、「○○ちゃん、愛しているよ」という想いを心にたたえ、その子の存在全体をしっかりと受けとめようとすることです。

そして、お子さんを自分の心に抱《だ》き寄せるようにして、「○○ちゃんにとって、本当にこのことが必要なのよ」と心を込めて語ってあげましょう。ましてや、子どもを叱るときは、その何倍もの愛情が必要になります。

Q5「私の育て方が悪いから、このような子どもになってしまったのでしょうか」

このような質問を受けると、私は即座《そくざ》に「いいえ、違います」とはっきり否定します。育て方の「良い・悪い」によって発達障害児になるのではありません。

お母さんやお父さんの子どもへの接し方がその子の成長に大きな影響を及ぼすことは確かですが、一人ひとりの子どもの魂（精神）や中枢《ちゅうすう》神経（脳）の問題が最も大きな要因だからです。それは、兄弟姉妹が数人いる家族で、両親が同じように育てていても、発達障害児であったり、なかったりすることからも明らかでしょう。

一歳半〜二歳を過ぎても歩かなかったり、しゃべらなかったりして、発達障害児であることを医師から告げられると、ほとんどのお母さんは大変なショックを受けます。ましてや、近所や親戚《しんせき》に同年齢の子どもがいて周囲の人たちに比較され、いろいろ意見を言われると、お母さんの心の中に罪悪感が重い鉛《なまり》のように広がってゆきます。

ですから、そのようなお母さんに接するときには、私は「あなたの育児の仕方に問題があるのではないでしょうか」と言うことは決してありません。私が今までお会いした何千人ものお母さん方は、程度の差はあっても必ずそのような深い心の痛みを抱《かか》えているからです。

第二章のさまざまなケースでご紹介したように、発達障害児の驚異的な発達は、例外なくご両親、特にお母さんがわが子の障害をあるがままに受け入れるところから始まります。

そのとき最も大切なことは、お母さんを孤立《こりつ》させないことです。そのために、お母さんの心の痛みを共に背負う同伴者《どうはんしゃ》が必要です。

その同伴者は、あるときはご主人であったり、あるときは同じような障害を持つお母さんであったり、訓練士であったり、療育《りょういく》施設の保母さんであったり、医師であったりするでしょう。

私自身は、お母さんの心の痛みを感じるように努めながら、「よくいらっしゃいました。お待ちしていましたよ。今までつらかったでしょう。大変な状況で、よく頑張ってこられました。私たちは、何があっても○○ちゃんとお母さんを支え続けますよ。お母さんは決して一人ではありません。皆で一緒に、この子を育ててゆきましょう」と本心から語りかけます。

そして、このような出会いの中で、お母さんの痛みが癒《いや》されてわが子を受け入れられるようになり、その心で子どもに接したときに、子どもは成長してゆくのだと思います。この問題はQ7（二一一頁）でも触《ふ》れていますので参考にしてください。

Q6「深夜、おびえたようにうなされたり、何度も起きて泣いたりします。どのようにしたらおさまるのでしょうか」

外来でよく受ける訴《うった》えです。さらに「子どもを静かに寝かせるために、何かよい薬はないでしょうか」という質問も受けます。

私は、睡眠薬などを処方《しょほう》する前に、お母さんに「昼間元気に生活しているお子さんが、理由もなく夜間おびえたり、泣いたりすることは絶対にありません。必ず何か理由があるはずです。それを一緒に探しましょう」と話をし、お子さんの日常生活についてお聞きしてゆきます。

夜間騒《さわ》ぐときの状況（曜日、場所等）、家庭環境、お母さんとの関わり、お父さんとの関わり、祖父母との関係、兄弟関係、幼稚園や保育園の生活や友だち関係、保母さんのコメント、てんかんなどの病気はないか、嘔吐《おうと》をしたり発熱したりしていないか、食事は普通に取れているか、排便や排尿は定期的にあるのか、睡眠時間は何時から何時までなのか、昼寝の状況、また虐待《ぎゃくたい》などの可能性もありますので、身体の「あざ」の有無や栄養状態などもチェックします。

そのとき、子どもの目線に立って状況を感じてゆくことが最も大切です。私たちが些細《ささい》なことだと思っていても、子どもは想いを外に発散させたり、気分転換したりすることができずに大変な負担を感じている場合もあるからです。

また、私たちは知らず知らずのうちに、子どもを急がせ、圧迫を与えている場合もあります。自分自身を振り返り、そうした圧迫をやめると、子どもの夜泣きや夜間のおびえは解消する場合がほとんどです。薬を投与《とうよ》することもありますが、それはあくまでも対症療法《たいしょうりょうほう》であり、原因を突きとめ、取り除く努力をしながら睡眠のパターンを元に戻してあげることが最も大切だと考えています。

例えば、こんなケースを体験したことがあります。

一歳十一カ月のT君（髄膜炎後遺症《ずいまくえんこういしょう》）のお母さんが、突然、「ここ二カ月間、毎日、深夜から朝方三時、四時にかけて、夜泣きがひどくて困っています。何かよい解決方法はないでしょうか」と訴えられました。

私も最初、夜泣きの原因が分かりませんでしたが、T君やお母さんの生活についていろいろお聞きしていくうちに、次のような事実が明らかになってきました。お母さんは、毎週木曜日、朝八時から夜八時まで、十二時間のパート勤めをしていること。そのため、木曜日の早朝から夜遅くまで、T君を実家の母親に預けていたこと。夜泣きは、パート前日（水曜日）とパート当日（木曜日）が最もひどいこと、などです。

私は、お母さんのパート勤めとT君の夜泣きに関係があるように感じて、「お母さん、

T君は二歳近くになっていろいろなことを理解していると思いますが、お母さんは、お仕事のことや実家に預けることをT君にどのように話していますか」と尋《たず》ねました。すると、お母さんは、「えっ？」と意外そうな顔をされながら、「何も分からないと思って、何も説明していませんが……」と答えられたのです。

「私がT君だったら、何も説明を受けないで、早朝にお母さんの実家に連れて行かれ、夜遅くまでお母さんが迎えに来てくれなかったら、不安でいっぱいになって泣いてしまうと思います。また、パート前日の水曜日の夜などは早く寝かしつけるようなことはなかったでしょうか」とお聞きすると、お母さんはハッとされました。

そしてしばらくして、「私は、子どもが何も分からないと思って、何も伝えていませんでした。また、水曜日の夜は、確かに先生がおっしゃるように、次の日の仕事が気になって、ゆっくり子どもと接することができませんでしたし、早く後片付けをして寝ようと思っていました。また、焦《あせ》って『早く寝て』と強要《きょうよう》したり、些細《ささい》なことで叱《しか》ったりしていました。ああ、私が原因だったのかもしれません……」と、涙ながらに語ってくださいました。

この出会いをきっかけに、お母さんは明るくなってゆかれました。あれほど激しかったT君の夜泣きは、その後まもなく解消し、それ以後はまったくなくなったということでした。

お母さんが、T君の夜泣きをきっかけとして、関わりを振り返られ、「T君に心を込めて話しかけることをしていなかったこと」、また「自分の都合を優先させるために、些細なことでT君を叱っていたこと」に気づかれ、ご自身の関わり方を変えてゆかれたことが、大きかったと思います。

そして、それまでの心の霧《きり》が晴れて明るくなったお母さんの愛情をいっぱい受けたT君は、元気で意欲的になり、ぐんぐん成長していったのです。

Q7「どうしても子どもに愛情が持てません。私はだめな母親なのでしょうか」

妊娠し、日ごとに大きくなってゆくお腹《なか》、そして出産――。お母さんの喜びと期待はどれほどのものでしょうか。そして、その期待が大きければ大きいほど、かわいいわが子に障害があると知ったときの落胆《らくたん》はいかばかりのことでしょう。

半年経《た》っても首がすわらない。一年経っても寝返りやお座《すわ》りができず、身体がぐにゃぐにゃしたり、あるいは硬《かた》かったりする。二歳になっても三歳になっても言葉が出ずに、コミュニケーションが取れない。また、幼いわが子が突然けいれんを起こして入院し、意識がもうろうとするような抗《こう》てんかん薬を飲まなければならなくなる……。そのようなとき、お母さんの焦《あせ》りや失望、恐怖、わが子の未来に対する不安は、察するに余りあるものがあります。

周囲の人たちの理解があればまだよいのですが、「母親の子育てに問題があるのではないか」と言われて、お母さんが孤独になって心を小さくしてしまうことは決して少なくありません。

私は、このようなお母さんと出会ったとき、次のようにお話しします。

「『自分はだめな母親。どうしてこのような子どもを生んでしまったのだろうか』と感じてしまうのも、無理のないことだと思います。無理に『頑張《がんば》らなければいけない』と思う必要はありません。お母さんは、もう十分に頑張っていますよ。頑張っているからこそ悩み、何とかしようとこの病院に来られたのではないでしょうか。ここまで頑張ってきた自分を誉《ほ》めてあげてください。もし誰も誉めてくれる人がいないなら、私が誉めてあげますよ。

子どもを生んだらすぐにお母さんになるのではありません。子どもを生んで、育児をしながら『ああでもない、こうでもない』と悩み、苦労をしながらお母さんになってゆくのだと思います。だから、最初から完璧《かんぺき》なお母さんはいないのです。誰もがだめなお母さんから出発しているのです。安心してください。

元気な普通のお子さんを育てるのでも大変ですが、発達障害のあるお子さんは、その何倍も手がかかります。お母さんは近所の同じような年齢のお子さんとわが子を比較して、自分の子ができない、自分はだめな母親と感じているかもしれません。しかし、お母さんは、今大変難《むずか》しいことに挑戦しているのですよ。できなくて当然ではないですか。

また、あなた方親子をみて『しつけもできない、だめなお母さん』と言う人もいるかもしれません。しかし、それはその方が、発達障害児のことをまったくご存じないからなのです。以前のお母さんは、発達障害児の育児がこんなに大変であることを知っていましたか？」

私は、お母さんが、今の現実をあるがままに受けとめ、そこから出発しようというお気持ちになっていただけるようにお話しします。

また、「どうしたらわが子に愛情を持てるようになるのですか」と訴《うった》えられるお母さんに対してはこのようにお話しします。

「お母さんは、この子がお腹にいるとき、『どんな子が生まれてくるのだろう』『この子が生まれてきたら、こんなこともしてあげたい、あんなこともしてあげたい』とワクワク胸を膨《ふく》らませたことはありませんか。その気持ちです。その気持ちで、明るく、心を込《こ》めて子どもさんに声をかけてください。

たとえ子どもさんが言葉をしゃべらなくても、決してあきらめることなく、言葉をかけ続けてください。長い言葉だと理解できないかもしれませんので、短い言葉で『○○ちゃん、おはよう』『○○ちゃん、愛しているよ』などでよいのです。

また、時々抱《だ》きしめてあげること（スキンシップ）も大切なことだと思いますよ。毎日、毎日、何度もそのように関わっていると、言葉に込められたお母さんの愛情が子どもに直接伝わり、お子さんもお母さんに何とか応《こた》えようとします。そうした子どものけなげな心を感じてあげてください。頭でなく、心で感じるようにしてください。

また、日々の生活の中で、見慣れた何気ない風景、例えば、道端《みちばた》に咲いている名もなき花、夕暮れの空などに接して感動することがあるでしょう。その感動をお子さんに語ってあげましょう。感動した絵本などを、心を込めて読んであげることもよいと思います。お母さんの感動した心が、閉ざされた子どもの心を開くのです。それには、まずお母さんが自分自身の心を開き、輝《かがや》いて生きることが大切ですよ」

実際、多くの子どもたちと出会っていますと、その子との深い絆《きずな》が感じられる瞬間が訪れることがあります。『この子は、はるばる遠いところより長い旅をして、私のところに来てくれたのだ。何といとおしく、ありがたいことだろうか……』。言葉で表現すると、このような不思議な感覚です。そのような感覚を感じているときは、どんなにコミュニケーションが取れないと思っていた子でも、ニコニコしながら近くに寄ってきて、互いの心が通じ合うような思いもかけない出会いが訪れます。

Q8「子どもが学校の授業についていけません。勉強をさせようとするのですが、やる気がなくて困っています。やる気を起こすよい方法はありませんか」

このような場合、子どもの知的・情緒的《じょうちょてき》状態には、いろいろな状況が想定されます。大きく分けて、①知的レベルが低く、学校の授業を理解することができない場合、②知的レベルは十分でも、多動《たどう》や集中困難があってコミュニケーションが取れずにクラスメートや先生とうまく付き合っていけない場合、③特定の科目や課題を行うことが苦手であるために授業全体についていけない場合、があると思います。

これらの状況は複雑に絡《から》み合っていることがあるので、十分に経験を積んだ言語聴覚士や臨床心理士に各種の検査を依頼して、正確な情報を得ることからスタートすることが必要です。知的・情緒的に障害があるほとんどの発達障害児は、精神遅滞《ちたい》、自閉症、学習障害（ＬＤ）、注意欠陥多動性障害（ＡＤＨＤ）のいずれかに分類されます。その概要は、表2「精神遅滞、自閉症、学習障害（ＬＤ）、注意欠陥多動性障害（ＡＤＨＤ）の簡単な鑑別点《かんべつてん》」（二四四頁）にまとめていますので、参考にしてください。

学校教育では、児童の状態に応じて普通クラス、特殊学級、養護学校などが用意されていますので、子どもの状態に応じて適切なクラスに入って教育を受けることが基本です。このことに関しては、学校の先生や、地域の教育委員会の担当者とよく相談されるとよいでしょう。

たいていのご両親は、「より高いレベルのクラスに入って教育を受けさせたい」「もっと良い成績を取ってもらいたい」という強い希望を抱《いだ》いて子どもに無理を強《し》いることがあります。そうすると、子どもは失敗体験を繰《く》り返し、徐々に元気がなくなってしまいます。診察室でも、何を聞いても「分からない、知らない」と答える子どもに出会うことがあります。その状態を見て、ご両親はますます焦《あせ》り、「何をやっているの！」「もっと頑張《がんば》りなさい」と叱責《しっせき》します。このようなとき、子どもの状態とご両親の想いに乖離《かいり》が起こっている場合が多いのです。

ここで最も大切なことは、子どもを責める想いをいったん止めることです。そして、子どもの気持ちが感じられるように、心の耳を澄《す》ませることです。子どもと同じ目線に立って、子どもが学校や家庭で何を見、何を体験し、何を考えているのかを感じようとするのです。

このような子どもは、小さい頃《ころ》はご両親の言うことをよく聞く「よい子」であったことが多いのです（少なくともご両親はそのように感じられていました）。それだけに、子どもは、先生や友人やご両親の言葉に傷つき、心を閉ざしている場合が多いのではないでしょうか。

子どもなりに頑張っていても、「どうしようもない、どうしたらよいのだろう」と感じている場合もあります。その場合、「頑張りなさい」と励《はげ》ますことは、かえって逆効果になってしまうのです。そうではなく、「ここまで一人でよく頑張ったね。お母さんは、今まで○○ちゃんのことをよく分かってあげられなくてごめんね。これからは一緒に道を探してゆこうね」と声をかけ、子どもの現状を温かく受けとめてあげましょう。

そして、子どもが自分から心を開けるように、まずご両親が子どもとの関わりを変えてゆくことです。ご両親と子どもの絆《きずな》が回復し、友人のように本心で話し合えるようになれば、必ず進むべき道は見えてきます。子どもの可能性を信じて、お互いの絆の回復のみを念じて、具体的な関わりを変えてゆくことが最大のポイントであると思います。

Q9「幼稚園や学校に行きたがりません。どう対処したらよいのでしょう」

これもQ8と同様に、様々な原因が複雑に絡《から》み合っている場合が多いので、その本当の原因を的確に見つめることが必要です。

「クラスの勉強についていけているのだろうか」「いじめにあってはいないだろうか」「先生や友だちとの人間関係はうまくいっているのだろうか」など、子どもの目線に立って、耳を澄《す》ませて子どもの現状を把握《はあく》することから始めなければなりません。そして、絡み合った糸をほぐすように問題を整理し、対処《たいしょ》してゆきましょう。

学校に行きたがらない子どもは、多くの場合、周囲とのコミュニケーションがうまく取れず、心を閉ざしています。その子の気持ちを十分受けとめずに無理に登校させようとするのは、逆効果です。また、ご両親に対して心を固く閉ざしている場合もあります。

このときも、子どもが何を感じているのか、ご両親が懸命《けんめい》に感じようとすることから始めなければならないと思います。登校させようとあれこれと指示をするのではなく、まずご両親が焦《あせ》っている自らの気持ちを鎮《しず》めることです。

そして、子どもに対する叱責《しっせき》を止め、「登校する・しない」はひとまず横に置いて、あるがままの現状を受け入れ、子どもの心の痛みを感じようとすることが大切です。そして、子どもと同じ目線で考え、問題の解決に心を尽くすのです。ときには学校の先生や子どもの友だち、またそのお母さんとも会って相談することが必要なこともあるでしょう。

そういう関わりを始めると、心の奥で「何とかしたい」と願っている子どもの真摯《しんし》な姿が見えてくるはずです。その子どもの可能性を信じてあげてください。そして、少しでも変化の兆《きざ》しが見えたら、一緒に喜び、励《はげ》ましましょう。

ご両親がそのように関わり方を変えてゆくと、子どもは必ずご両親に心を開いてきます。そして、互いの絆《きずな》が深まれば深まった分だけ、コミュニケーションが取れるようになり、道が見えてくることでしょう。そのことを信じて、思い切って子どもの中に飛び込んでください。子どもはそのご両親の変化を待っているのだと思います。

Q10「偏食がひどくて心配です。治すよい方法はないでしょうか」

私たちは、周りに食べ物が溢《あふ》れ、自由にいつでも食べたいものを食べられる状況にあると、どうしても自分が好きなものしか食べなくなる傾向があるようです。

偏食《へんしょく》がひどいからと言って、今日の日本では栄養失調になることはありませんが、子どもたちのやりたい放題に行動させることは、しつけの面から考えても避《さ》けなければならないと思います。

偏食について質問を受けたときは、いくつかのチェックポイントを確認しながらお母さんと共に方向性を探すようにしています。たとえば、

①欲しがるからと言って、子どもに安易に妥協《だきょう》して好きな食べ物のみを与えていませんか

②子どもがいつでも手の届く範囲に食べ物を置いていませんか

③食事は決められた時間にきちんととっていますか

④一日の生活のリズム、たとえば睡眠時間、排泄《はいせつ》などはどうですか

このような点をチェックしてもらいます。特にコミュニケーションがうまく取れない子が騒《さわ》ぐからと言って、好きな食べ物を与えて行動をコントロールすることは避けなければなりません。

子どもと食べ物を介して安易に癒着的《ゆちゃくてき》な関わりをつくらないように注意し、食事は一定

の時間に決めて生活にメリハリをつけ、食事やおやつの時間以外は子どもの目に見えるところに食べ物を置かないようにしましょう。

また、子どもはご両親の行動をよく見ていますので、私たち自身が偏食をしないように気をつけなければなりません。そして、子どもとの関わりの中で決して逃げないこと、どんな状況にも正面から向かい合うことが大切ではないでしょうか。

ただし、こうしたことに十分注意しても、発達障害児は場面転換が苦手で、新しいものにすばやく順応することができないために、食べ物に関しても経験が少なく偏食に傾きがちになります。特に、こだわりが強い自閉症の子どもはそうです。

そのような場合でも、決して焦《あせ》らないでください。子どもの気持ちを大切にしながら、子どもの食べる範囲で栄養のバランスを考えて与えてください。偏食は、年齢を重ね、食事の体験を積むことによって徐々に改善してゆくこともあります。特に幼稚園や保育園、また発達障害児の保育施設に通《かよ》い始めると、集団生活の中で徐々に改善してゆくことが多いので、長い目で見守る気持ちも必要でしょう。

Q11「突然、奇声や大声を発したり、乱暴したりして困っています。そのようなとき、どうしたら静かになるのでしょうか」

診療中も、時々こうした場面に出会うことがあります。このようなとき、決して感情的になって大声で叱《しか》ったり、叩《たた》いたり押さえつけようとしないでください。どのような子どもも、たとえ知的・情緒《じょうちょ》的障害があったとしても、理由もなく大声を出したり、乱暴をしたりすることはないからです。必ず、何か原因があります。心を落ち着け、その原因を感じようとしてください。

子どもとお父さん、お母さんの関係はどうでしょうか。兄弟との関わりはどうですか。昨日はよく眠れましたか。食事は普通にしていますか。体調はどうですか。いつも子どもの納得がいくように話しかけていますか。子どもと周囲の人たちとのコミュニケーションは取れていますか。学校や保育園、幼稚園で何か変わったことはありませんか……。このような点を点検します。

大声や奇声《きせい》を発しながら暴《あば》れている子どもは、暴れたくて暴れているのではありません。彼らは、孤独で、恐怖心に怯《おび》え、自分でもどのようにしたらいいのかが分からず、大騒《さわ》ぎをしている場合がほとんどです。

このときに大切なことは、決して子どもから逃げないこと、また決して責めないことです。そして、子どもの気持ちに私たちの気持ちを合わせ、子どもの孤独、恐怖、悲しみ、苦しみを直接感じるようにしましょう。そうすることによって、自然と道が開いてゆくように思います。

私が経験した事例を一つお話ししたいと思います。

養護学校小学部一年生のK君は、重度の知的および身体的障害を合併《がっぺい》している発達障害児で、言葉を話すことができず、歩行ができないので車椅子《いす》で生活していました。

K君は、ある日の午後三時過ぎに私の診察室にやってきました。診察室に入ったK君は、車椅子に頭をぶつけて、大声で泣き叫《さけ》んでいました。K君に話しかけてもまったく反応がなく、大騒ぎをやめようとしませんでした。私は、何よりもまず自分の心を落ち着け、「この事態を引き受けよう。K君とお母さんの心が少しでも安らかになりますように」と祈るような気持ちで向かいました。

冷静に状況を見ていますと、K君以上にお母さんが焦《あせ》ってどうしてよいのか分からず、パニックになってオロオロしていたのです。

私はお母さんに、「なぜK君は騒いでいるのですか」と質問すると、お母さんは「今日、この病院に来ることをKに伝えていませんでした。Kはバスで帰宅すると思っていたらしく、私が学校に迎えに行って私の車に乗せるとKの大騒ぎが始まりました」と話され、何度も「申し訳ありません」と謝《あやま》っていました。

私はそのとき、「お母さんのこの焦りがK君に影響しているのだな」と直感しました。そこで、まずお母さんに落ち着いていただき、その後、K君を静かに抱《だ》っこして話しかけました。すると、あれだけ大騒ぎをしていたK君は、五～六分後にはニコニコして私の膝《ひざ》の上で遊び始めたのです。そして、K君はすっかり機嫌《きげん》を直してお母さんと一緒に帰ってゆかれました。

日頃からK君は、思ったことが伝わらないために焦燥感《しょうそうかん》やイライラがあり、そのために頭を車椅子や床にぶつける自傷《じしょう》行為を繰《く》り返していました。また、お母さんもなぜK君がそのような行為をするのかよく理解できず、パニック状態になっていたのです。

私は、お母さんの不安を引き受けようと心がけつつ、落ち着いてもらうように声をかけながら、「K君は孤独感や恐怖感にとらわれて、どのように行動したらよいのか分からないで苦しんでいるのですよ」「K君の心の叫びや、何を訴《うった》えているのかを聞きましょう」「お母さんの心とK君の状態は密接に関係しているのですよ」などとお話ししながら、お母さんとK君の絆《きずな》が回復するように誘《いざな》いました。

子どもの自傷行為、大声の奇声や乱暴は、お母さんや周囲の人たちとの絆の回復とともに減ってゆくのだと感じています。

Q12「弟や妹、ときには母親にも乱暴をはたらくのですが、どうすればよいのでしょう」

この問題は、第二章の事例2（四〇頁）と事例12（一六四頁）でも扱っていますので、参考にしてください。発達障害児でなくても、弟や妹に乱暴や意地悪《いじわる》をしている子どもは時々見かけられます。そして、子どもをきつく叱《しか》った経験のあるご両親も、決して少なくないでしょう。

乱暴をはたらく子どもに対して、私たちはどのように接すればよいのでしょうか。

私は、子どもを叱りたい気持ちをいったん横に置いて、「この子は、なぜ弟や妹に乱暴をはたらくのだろうか」と、子どもの気持ちになって、その場の状況をよく観察することをお勧《すす》めしています。私たちは、状況を十分に把握《はあく》しないで一方的に子どもを叱っている場合が非常に多いからです。

長男や長女として生まれると、子どもはある期間、家族の愛情を一身に受けて育ちます。しかし、弟や妹が生まれると、両親の気持ちが弟や妹に移ることはある程度仕方のないことでしょう。そして、その中で子どもが嫉妬《しっと》するのも当然だと思います。しかし同時に、子どもの中には、弟や妹を大切にしたい、可愛がりたい、またお母さんやお父さんの役に立ちたいという気持ちもあるのです。その二つの気持ちの間で揺《ゆ》れ動いている子どもの姿を思ってください。子どもの心の中にも、私たち大人と同様、光と闇が共存《きょうぞん》しているのです。

弟や妹に乱暴をはたらいていると見える場合でも、その前に弟や妹にいたずらをされていることもあります。また、最初は善意で行動していたのだけれど、結果として弟や妹をいじめていると受け取られてしまう場合もあります。ですから、事実をきちんと把握した上で、子どもが納得できるように、その行動を誉《ほ》めてあげたり、叱ったりすることが大切ではないでしょうか。

そして、子どもは「弟や妹に大好きなお母さんを取られた」とどこかで思っています。そのために、無理にその気持ちを押し込《こ》めずに、あるがままに受けとめてあげてください。そのためにお母さんと子どもの二人だけの時間、一対一の時間をつくってはどうでしょうか。一日の中で、十分でも十五分でもよいでしょう。そして、その時間は思い切り子どもを抱《だ》きしめてあげてください。思い切り甘えさせてあげてください。「○○ちゃん、いつもいい子でいてくれてありがとう」「この時間は二人だけの時間だよ。だから思い切り、わがままを言ってもいいよ」と言って、本心からの出会いをつくってあげましょう。

何よりも子どもを信じることです。ご両親と子どもとの絆《きずな》が回復し、信頼関係が生まれてくれば、この問題には必ず解決の道がついてゆきます。

Q13「こだわりが強くて一つのことをいつまでも繰り返しています。やめさせなくてもよいのでしょうか」

自閉症や自閉傾向のある発達障害児は、程度の差はあれ、文字や数字、あるいは特定のもの、たとえばミニカー、音の出るおもちゃ、ぐるぐると一定の場所を球がころがり落ちるおもちゃなどに強いこだわりを示します。

また、同じような動作を繰《く》り返したり、ある習慣や儀式的な動作にかたくなにこだわったり、動く物体の一部（動いている自転車のタイヤなど）に持続的に熱中したりします。お母さんたちは、子どものこのような行動を見て不安になり、やめさせようとしますがなかなかうまくゆきません。

このような子どもたちをよく見ていますと、大きく分けて二つの型に分類されるのではないかと感じます。

一つは、興味の対象が非常に狭いために、他の対象物が目に入らず、物や動作に熱中してしまうケースです。

もう一つは、不安な状況の中で（たとえば、知らない場所に初めて来たとき、子どもが予測していたのと異《こと》なった場面展開になったときなど）その不安から逃避《とうひ》するために、同じような一定の動作を繰り返すケースです。

いずれの場合も、無理に動作のみをやめさせようとしてもうまくゆきません。まず、子どもの気持ちを受けとめることから始めることが必要です。

前者の場合は、ある程度その動作をさせておいてもかまわないと思いますが、子どもはその動作に熱中して長時間自分の世界に閉じこもりがちになりますので、様子をよく観察しながら、適当なタイミングを見計《みはか》らって、次の場面へ転換してあげるとよいでしょう。このような子どもは、知的に伸び、周囲に関心が広がっていけば対象物も変化します。お母さんもあまり神経質にならず、一緒に遊びながら子どもの心を心で感じてください。そして、チャンスをとらえて子どもに語りかけましょう。子どもとの一体感が深まり、子どもの関心がお母さんの言葉や動作に向けば向くほど、コミュニケーションはよりスムーズに取れるようになります。

後者の場合は、子どもの心に不安や恐怖心がありますので、まずその気持ちを受けとめてあげることです。そして、「この場所は大丈夫だよ、何も心配しなくていいよ」などと、優《やさ》しい言葉をかけて、「お母さんがしっかり守ってあげるからね」という愛情を子どもにぶつけてあげてください。いつもそのような関わりを続けていけば、必ず道は開けてゆくことでしょう。

こんなケースもあります。

W君は、特殊学級に在籍《ざいせき》している小学校二年生の男の子です。三歳十カ月より言葉やコミュニケーション行動の遅れで、私たちの病院で、作業療法と言語聴覚療法を受けています。

お母さんは、W君が一歳を過ぎた頃《ころ》、周囲との関わりが持てないことに気づかれました。二、三歳の頃は自閉傾向が強く、発語もほとんどなく、意思の疎通《そつう》も思うようにできませんでした。お母さんは、そうしたW君を見てイライラし、毎日、沈《しず》んだ気持ちで一人でひっそり泣いているような、つらい時期を過ごしたとおっしゃっています。そんな中で私たちの病院を受診《じゅしん》され、訓練を始められたのです。

その頃、私が診察中に「覚《おぼ》えて無駄《むだ》にならないことは、こだわらせてよいのではないですか」と言った一言で、お母さんは気持ちが晴れて、やる気が出たと言われています。そして、お母さんはW君の興味があることに積極的に取り組ませるようにしました。その結果、W君は数字、平仮名、片仮名、アルファベット、漢字をどんどん覚えていきました。そして、二〇〇三年四月より小学校に入学しました。最近は言葉も増え、簡単な質問には的確な答えが返ってくることも多くなりました。

四年ほど前、最初に出会った頃は、無表情で視線も合わず、あまりしゃべらずに多動気味《たどうぎみ》に部屋の中を歩き回り、時々奇声《きせい》を発していたW君でした。しかし、二〇〇〇年九月（三歳十一カ月）の時点での新版K式発達検査で、言語・社会性ＤＱ（発達指数）四一、全領域四九であったのが、約一年後には、言語・社会性ＤＱ七六、全領域六九と急激に伸びていたのです。

当時を思い出すと、お母さんは、W君の障害を何とかしたいと思って積極的に行動していました。保健センターの親子教室、教育相談所、私たちの病院に熱心に通《かよ》っていらっしゃいましたが、お母さんの心の中には、なかなか成長しないW君に対する焦《あせ》りがあったように感じました。そのため、「あれをしてはだめ、これをしてはだめ」と禁止項目が多い印象を受けたのです。それは、W君が時々、相手を威嚇《いかく》するように大声で奇声を発することからも推測されました。

子どもが覚えなければならないことを率直に、本心できちんと伝えることはとても大切ですし、しつけの基本であると思います。しかし、私たちの焦りや不安を子どもに押しつけるような言動は、厳《げん》に慎《つつし》まなければなりません。かえって逆効果になってしまうからです。

どんなときも、子どもの心をしっかり受けとめ、子どもが何を感じているのか、何を喜び、何を悲しみ、何を恐れているのかを感じとることからすべては始まります。

子どもは刻一刻、呼吸をするように周囲との関わりを持ちながら生きています。子どもを小さく固定的にとらえていては、その実像に迫ることはできません。ダイナミックなエネルギー体として感じることです。お母さんが、もっと受容的《じゅようてき》に、肯定的《こうていてき》に、かつダイレクトに子どもの心を感じようとすることが大切ではないでしょうか。

先の「覚えて無駄にならないことは、こだわらせてよいのではないですか」は、そのような意味も込めてお母さんにお伝えした言葉でした。

Q14「いつもゲームやビデオに夢中になっています。そのままさせておいてよいのでしょうか」

現在の日本では、ほとんどの家庭にゲーム機やビデオがあり、多くの子どもたちがかなり長時間にわたってゲームをしたり、ビデオを見ています。ゲームやビデオが悪いということでもありませんし、現実にどの家庭にもそれらの機器類がありますので、それらで遊ぶことを完全に禁止することはできないでしょう。

これらの機器が子どもたちの発達に及ぼす影響については、様々な調査・研究が行われていますが、私は、基本的には子どもたちに長時間ゲームやビデオに没頭《ぼっとう》させることは避《さ》けたほうがよいと思っています。

人間同士のコミュニケーションでは、互いに言語を介して、あるいは身振り、手振り、顔の表情などの視覚的情報を介して、双方向の情報のやり取りを行いますが、ゲームやビデオは一方通行の情報伝達です。そこでは、人間同士の直接的な一対一の交流がありません。発達障害児は、何らかのコミュニケーション障害を抱《かか》えていますので、できる限りマンツーマンの関わりの時間を多く取った方がよいのです。

ですから、ゲームやビデオは親子や兄弟でルールを決め、時間を決めて楽しむようにするのがよいでしょう。そのためにも、ご両親自身が、だらだらとテレビの前で時間を過ごすことは避けなければならないと思います。また、ゲームやビデオに熱中しすぎていると感じたときは、お話をしたり、場面転換のために外に連れ出したりするなど、工夫をして気持ちの切り替えを促《うなが》すことも必要ではないでしょうか。

以前、三歳を過ぎても言葉が出ないという理由で、お父さんに連れられて地域の保健センターに来た男の子と出会ったことがあります。お話をお聞きすると、ご両親は自宅の一階でラーメン屋をしていて、一日中忙《いそが》しく働いていました。その男の子は一人っ子で保育園にも行かず、二階の子ども部屋で、一日中ビデオを見ながら生活をしているということでした。

その子の理解力は決して悪くはなさそうでしたが、何を聞いても少し恥《は》ずかしそうに、にっこりするだけでまったくしゃべりませんでした。私は、一日中一人でビデオを繰《く》り返し見ている生活習慣に問題があると考え、ご両親にはテレビやビデオを見る時間を少なくして、直接話をしたり、一緒に遊んだりする時間をできるだけ多くつくるようにアドバイスしました。そして、昼間一人だけで過ごすことのないように保育園への入園を勧《すす》めました。

ご両親は忙しい中、お子さんの生活を整える努力をされました。お父さんは時間があると息子を外に連れ出して、散歩をしたり、ボールけりをしたり、共に過ごす時間をつくってゆかれました。保育園にも入園した男の子は、やがて言葉はぐんぐん伸びて、一年もしないうちに日常の会話は不自由しない程度にまで成長していったのです。

Q15「なぜ、パニックを起こすのですか。また、パニック時の対応を教えてください」

Q2、Q3、Q6、Q11とも関連していますので、参考にしてください。

予測していなかった事態に直面したとき、人は誰《だれ》でも迷いや不安や恐怖に襲《おそ》われ、他の誰かに助けを求めようとするものです。ましてやその事態が突然生じた場合は、なおさらでしょう。発達障害児のパニックは、そのような事態を思い起こせば、少し理解できるのではないでしょうか。

一般的に、発達障害児は知的障害を持っていることが多く、周囲の状況を的確に理解することができません。かつ、周囲とコミュニケーションを取ることが苦手ですので、容易にパニック状態に陥《おちい》ります。まず私たちがそのことを十分に理解しなければなりません。パニックを起こす子どもは、パニックになりたくてなっているのではありません。障害ゆえにそうなってしまうのです。

したがって、パニックを起こしている子どもに出会ったら、何よりも子どもの気持ちに私たちの気持ちを合わせてください。子どもの悲しみや痛みや不安や恐怖を感じ取るようにしてください。パニックになって大騒《さわ》ぎをしている最中は、お母さん自身の心を整え、子どもに危険がないように見守りながら、自然に落ち着くのを待ってください。そして、少し静かになって落ち着きを取り戻し始めたら、子どもの痛みをしっかりと感じつつ、声をかけてください。

「○○ちゃん、苦しかったのね。つらかったんだね……。もう大丈夫だよ、安心していいよ」

子どもの気持ちが落ち着くように、はっきりと、ゆっくりと話しかけてください。それだけで、子どもは安心して落ち着くこともあります。

次に、子どもがパニックになっている理由を探してください。些細《ささい》なことが原因である場合も多いので、子どもの目線に立ってその原因を探しましょう。私たち周囲の大人の配《はい》慮《りょ》が不足していたためにパニックになっていることも多いのではないでしょうか。

学校での生活のこと、食事のこと、家庭での出来事、病院での出来事など、私たちが当然だと思っていることでも、子どもにとっては納得《なっとく》がゆかないこともあるのです。

また、ときには、きっかけは小さなことであったとしても、その背後に家庭内のお父さんとお母さんの不仲や、経済的な困窮《こんきゅう》に対するご両親の不安、家庭と学校との教育方針の違い、また本人の体調の不良など、気づかない要因がある場合もあります。もし、心当たりのことがあったら、素直に、子どもにはっきりと謝《あやま》って、今後どのようにご両親が「変わってゆくか」を伝えてください。ご両親が素直に「ごめんね。これからはこのようにするよ」と心を込《こ》めて話せば、必ずその気持ちは子どもに通じてゆきます。そのことを信じて、子どもの心の中に思い切って飛び込んでみましょう。

Q16 「一人遊びが多く、友だちとうまく遊べません。どうすればよいのでしょう」

友だちとコミュニケーションを取ることができないのは、発達障害児の大きな課題の一つです。

私は、その問題の本質は、私たちの心の作用である「受発色《じゅはっしき》」にあると考えています。

受発色については一七〇～一七六頁で説明していますが、「受」とは感じ・受けとめること（受信）、「発」とは考え・行為すること（発信）、そして「色」とはその結果生まれる現実のことです。

多くの発達障害児は、その「受」と「発」に問題を抱《かか》えています。ある子は、周囲の人たちの気持ちや状況を汲《く》み取ることができず、自分のやりたいことだけに集中するために、周囲から孤立してしまいます。周囲の人が話した言葉が理解できないために、言葉をかけられたとしても、無視したり怒ってしまったりして孤立してしまうのです。また、ある子は、恐怖心が強いために周囲に溶け込むことができずに孤立して自分の世界に閉じこもってしまいます。

いずれのケースも、その子が生まれてきて、三歳、四歳、五歳、六歳……と年月を積み重ねてきた結果の集積です。私は、人間のコミュニケーションの基本型は一対一の交流であると考えています。そして、生まれてから、最初に依存し、最も多くを学ぶ家族（多くの場合はお母さん）とのコミュニケーションが、その後のコミュニケーションの原型《げんけい》をつくってゆくのです。このこと自体は、良い・悪いを超えている事実です。それを一つの条件として、子どもと家族（特にお母さん）との関わりを見つめなければならないでしょう。お母さんが「ああしなさい、こうしなさい」と命令的に関わっている子どもは、おとなしく依存的になりますが、心の奥ではお母さんに対する反発が徐々に蓄積《ちくせき》され、思春期を過ぎた頃より、急に親の言うことを聞かなくなる場合があります（お母さんにとっては、「昔は聞き分けの良い子だったのにどうして？」と感じられます）。

お母さんが些細《ささい》なことでイライラして怒ったり、またときには暴力的に関わったりした子どもは、心の中に表現しようのない怒りの感情が渦巻《うずま》いていて、ちょっとしたことでも怒って物を投げたり、周囲に暴力を振るうことがあります。

お母さん自身が依存的で、曖昧《あいまい》な態度で接している子どもは、依存的で、聞き分けもよくなく、食事や睡眠時間などが不規則なメリハリのない生活に流されがちになっていくように感じます。

コミュニケーションがうまく取れない子どもには、はっきりとメッセージを伝えてください。一方、子どもが発信するメッセージはとても弱いので、耳を澄《す》ませて全身で受けとめてください。言葉だけでなく、子どものちょっとした仕草《しぐさ》にも彼らの想いを感じてください。そして、決して急がせないでください。子どもは、想いが伝わらない失敗体験を何度も味わっています。その痛みを感じてあげてください。

そして、どんなに小さなことでもよいので、心を通《かよ》わせる体験を積み重ねてゆくことです。そうすると、たとえ言葉がなくても、必ず心は通じてゆきます。一対一のコミュニケーションがしっかりと確立すると、集団での関わりが可能となります。お母さんが、焦《あせ》らずにじっくりと子どもに向き合うことが最も大切です。

Q17「広汎性発達障害（自閉症）はどのような障害ですか」

広汎性《こうはんせい》発達障害は、自閉性障害、レット障害、アスペルガー障害、小児期崩壊性障害、特定不能の広汎性発達障害からなり、自閉症の症状を表す疾患を広く束《たば》ねる概念で、自閉症スペクトラムといわれています。診断は、WHOによるICD-10または米国精神医学会によるDSM-Ⅳの診断基準によってなされます。

表1はDSM-Ⅳによる自閉性障害の診断基準です。

広汎性発達障害の発症頻度《ひんど》は〇・五～一％で、男児が女児の三～四倍です。症状の特徴

表1　自閉性障害の診断基準（DSM-Ⅳ；米国精神医学会、2003）

A. (1)(2)(3)から合計６つ（またはそれ以上）、うち少なくとも(1)から２つ、(2)と(3)から１つずつの項目を含む。

(1) 対人的相互反応における質的な障害で以下の少なくとも2つによって明らかになる。

(a) 目と目で見つめ合う、顔の表情、体の姿勢、身振りなど、対人的相互反応を調節する多彩な非言語行動の使用の著明な障害

(b) 発達の水準に相応した仲間関係を作ることの失敗

(c) 楽しみ、興味、達成感を他人と分かち合うことを自発的に求めることの欠如（例：興味のある物を見せる、持って来る、指さすことの欠如）

(d) 対人的または情緒的相互性の欠如

(2) 以下のうち少なくとも1つによって示されるコミュニケーションの質的な障害：

(a) 話し言葉の発達の遅れまたは完全な欠如（身振りや物まねのような代わりのコミュニケーションの仕方により補おうとする努力を伴わない）

(b) 十分会話のある者では、他人と会話を開始し継続する能力の著明な障害

(c) 常同的で反復的な言語の使用または独特な言語

(d) 発達水準に相応した、変化に富んだ自発的なごっこ遊びや社会性をもった物まね遊びの欠如

(3) 行動、興味、および活動の限定された反復的で常同的な様式で、以下の少なくとも1つによって明らかになる。

(a) 強度または対象において異常なほど、常同的で限定された型の1つまたはいくつかの興味だけに熱中すること

(b) 特定の機能的でない習慣や儀式にかたくなにこだわるのが明らかである

(c) 常同的で反復的な衒《げん》奇的運動（例：手や指をぱたぱたさせたりねじ曲げる、または複雑な全身の動き）

(d) 物体の一部に持続的に熱中する

B. 3歳以前に始まる、以下の領域の少なくとも1つにおける機能の遅れまたは異常：

(1)対人的相互反応、(2)対人的コミュニケーションに用いられる言語、または(3)象徴的または想像的遊び

C. この障害はレット障害または小児期崩壊性障害ではうまく説明されない。

は、①社会性の障害、②コミュニケーションの障害、③想像力の障害で、その背景に脳の器質的障害があると考えられています。しかし、どのような器質的障害があったとしても、私たちの心のはたらきである「受発色《じゅはっしき》」の障害が大きな要因であると考えています（一七〇～一七六頁参照）。

Q18「精神遅滞、自閉症、学習障害（LD）、注意欠陥多動性障害（ADHD）の違いについて教えてください」

知的・情緒的《じょうちょてき》に障害があるほとんどの発達障害児は、精神遅滞《ちたい》、自閉症、学習障害（LD）、注意欠陥多動性《けっかんたどうせい》障害（ADHD）のいずれかに分類されます。私が日々の診療の中で感じているそれぞれの特徴を表2（二四四頁）にまとめましたので、参照してください。これらの鑑別点と、発達障害児の療育《りょういく》に関わっている理学療法士、作業療法士、言語聴覚士、臨床心理士などによる発達検査の結果などを参考にしながら、最終的な診断を行っています。

表2　精神遅滞、自閉症、学習障害（LD）、注意欠陥多動性障害（ADHD）の簡単な鑑別点

	精神遅滞	自閉症	学習障害（LD）	注意欠陥多動性障害(ADHD)
症状が明確になる年齢	1～2歳頃より症状が明らかになる。	2～3歳前より症状が明らかになる。	小学校に通学を始めて問題となることが多い。	3～4歳頃より多動、注意集中困難が認められる。
0～1歳頃の状態	“手のかからないおとなしく、良い子”と思われていることが多い。	“手のかからないおとなしく、良い子”と思われていることが多いが、周囲に関心を示さない。	正常児とほとんど差がない。	正常児とほとんど差がない。
知的発達	種々の遅れを認める。	遅れる場合の方が多い（2次的な原因も含めて）が、正常知能児もいる。	軽度（IQ50～70程度）の遅れを認める場合が多い。普通学級と特殊学級の境界領域が多い。	通常は知的な発達障害は認めない。軽度障害を認めることがあるが、2次的（環境的）なことが多い。
認知力（理解力）	障害されている。	障害されることが多い。	認知能力の偏《かたよ》りから生じる特定の学習能力の障害。	障害されないことが多い。
言語による表出力	障害されている。	潜在的な力はあると考えられるが、実際のコミュニケーションにつながらない無目的な独り言が多い。	障害されるケースもある。	障害されないことが多い。
コミュニケーション	知的障害があっても、必ずしも障害されない。	最も障害されている。自分の中に閉じこもることが多い。	障害されることがある。	一方的な主張が多く、十分なコミュニケーションが取れない場合が多い。
知的能力のバランス	認知力、表出力などのバランスがとれている場合が多い。	知的能力と実際のコミュニケーション力のアンバランスが強い。	知的能力の要素にアンバランスを認める。	あまりアンバランスを感じない。
反社会的な行動（暴力など）	ときに認めることがある。	認めないことが多いが、ときに暴力的になることがある。	認めないことが多いが、追い詰《つ》められて暴力を振るうことがある。	認めることが多い。（積極的に攻撃的になることが多い）
四肢《しし》の巧緻性《こうちせい》動作	障害されていることが多い。	障害されていることもある。	障害されていることが多い。	ほとんど障害されない。
四肢の筋肉の緊張度	低緊張が多い。	障害されないことが多い。	下肢に軽度の緊張亢《こう》進《しん》を認めることが多い。	ほとんど障害されない。
多動状態	あることがある。しかし、10歳を過ぎると動かなくなることが多い。	あることが多い。	あることが多い。	強くある。
精神状態（情緒《じょうちょ》）	情緒的に大変安定した人から不安定な人まで、個人差が大きい。	恐怖心が強い。また周囲に無関心で心に壁をつくっていることが多い。	自信がなく、おどおどした感じを受けることが多い。	自己主張が強い。また、被害者意識から攻撃的になっていることが多い。
パニック障害	認める場合もある。	強く認める。	認める場合もある。	認める場合もある。
その他			不登校、いじめの対象になることが多い。	

Q19「広汎性発達障害（自閉症）や注意欠陥多動性障害（ADHD）に薬は有効ですか。また、どのような薬を飲ませたらよいのでしょう」

発達障害児は、激しい不安、興奮、混乱の中で多動《たどう》、奇声《きせい》、自傷《じしょう》、固執《こしつ》、脅迫《きょうはく》、攻撃、不眠、拒食、異食《いしょく》などの問題行動を起こすことがたびたびあります。どのように対処《たいしょ》してよいのか迷うこともあります。また、多くの発達障害児は自宅で生活していますので、家族全体が巻き込まれて、何とかしてほしいと訴《うった》えてこられます。このような場合、多くの医師は「精神（心）に作用を及ぼす薬」を処方《しょほう》します。

具体的には、抗《こう》精神病薬、抗不安薬、抗躁鬱薬《こうそううつやく》、抗てんかん薬、睡眠薬などで、主に小児精神や小児神経を専門とする医師が処方している薬です。代表的なものとしては、広汎《こうはん》性《せい》発達障害（自閉症）にはハロペリドール（セレネース）、リスペリドン（リスパダール）など、注意欠陥《けっかん》多動性《たどうせい》障害（ADHD）にはメチルフェニデート（リタリン）、フルボサミン（ルボックス、デプロメール）、リスペリドン（リスパダール）、カルバマゼピン（テグレトール）、クロニジン（カタプレス）などがあります（カッコ内は商品名）。くわしくは、かかりつけの医師とよく相談してください。

私は、発達障害児に精神に作用を及ぼす薬を処方すべきではないと考えているわけではありません。夜間の不眠やパニック症状が強い子ども、不安感が強い子どもには、私もこうした薬を処方します。しかし、薬の投与《とうよ》はあくまで対症療法《たいしょうりょうほう》であると考えています。個々の事例によって状況が違いますが、子どもが興奮してパニック状態になったり、自分で自分を傷つけようとしたり、夜間、不眠状態になったりするときは、必ず何らかの理由があります。理由なく子どもが不穏《ふおん》状態になることはあり得ません。

したがって、子どもがそのような状況になった場合、その理由を探すことです。それも、子どもの目線に立って探さなければなりません。たとえば、私たち大人には些細《ささい》だと思えることが子どもたちには大変な負担になっていて、そのことを我慢《がまん》して、どうしようもなくなって不穏状態になる場合があります。また、認知力《にんちりょく》が低いために周囲の状況が十分把握《はあく》できず、不安になってパニック状態に陥ったり、新しい場面へ順応する力が弱いために、いつもと違った行動をさせようとすると大騒《さわ》ぎになってしまうこともあります。また、今まで平気にできていたことが、知的レベルが上がるにしたがって、できなくなってしまう場合もあります。

いずれにしても、子どもをよく観察して、その原因を取り除き、生活環境を整えてあげることが大切でしょう。そうした努力をおろそかにしたまま薬のみに頼《たよ》ってしまうと、薬の量はどんどん増えてゆきます。発達障害児に関わるすべての人――特に医療者はそのことに常に注意を払っておかなければならないと思います。

Q20「精神遅滞、自閉症、学習障害（ＬＤ）、注意欠陥多動性障害（ＡＤＨＤ）などの疑いのあるときは、どこで診断や治療を受けたらよいのでしょうか」

「子どもの言葉が遅い」「歩かない」などということに気づいたとき、多くの場合、ご両親は将来に対する不安と、そうであってほしくないという気持ちから、その状態をなかなか受け入れられません。ましてや他人にも相談できず、悶々《もんもん》とした日々を過ごすことが多いのではないかと思います。

そのような場合は、まず市や町の保健センターの乳幼児健診を担当している保健師や、保健所の保健師に相談されてはいかがでしょうか。くわしい診断や検査が必要な場合は、専門医療機関を紹介して下さると思いますし、市や町が行っている親子教室や言葉の教室を紹介してくれる場合もあります。

また、大学病院小児科や公立の小児医療センターなどの大きな病院には、たいてい発達障害児の専門外来がありますので、そこを受診《じゅしん》されることをお勧《すす》めします。その場合、かかりつけの医療機関や保健センターなどの紹介状が必要なこともあります。

発達障害児の診断や投薬は、大学病院や公立病院などで可能ですが、発達障害児を育ててゆくには、それ以外に療育《りょういく》（教育）的な機能が必要とされます。たとえば、言葉の遅れを認めたとき、その原因を調べる検査は病院でできますが、それ以上に大切なことは、具体的に言葉をスムーズに話すことができるようになるための言語聴覚療法の訓練です。

多動性《たどうせい》障害がある場合は、薬のみで多動をコントロールすることはできませんので、生活指導を含む作業療法や言語聴覚療法が必要となります。そのような発達障害児のリハビリテーションを専門に行っている訓練士がいる病院は、「肢体不自由児施設」「重症心身障害児施設」などです。通常、○○療育センター、○○療育支援センター、○○療育病院、○○療育園などの名称となっていますので、そのような病院を探して受診されることをお勧めします。

集団生活を経験させるためには、地域にある発達障害児の通園《つうえん》施設や保育施設（通常は地方公共団体が運営しています）を利用することもよいでしょう。

なお、二〇〇四年十二月に成立した「発達障害者支援法」（二〇〇五年四月一日施行）では、「発達障害者支援センター」の設置に関する規定が見られます。今後、教育・医療・福祉が連携した発達支援・育児支援システムが体系的に整備されてくると考えられますので、将来的にはそのような「障害児支援施設」を利用されることをお勧めします。

Q21「幼くして死んでゆくわが子と、どう向かい合えばよいのでしょうか」

人類の叡智《えいち》を結集して、難病を克服《こくふく》するための新しい治療法が次々と開発されてきたことは、現代医学の輝《かがや》かしい成果の一つでしょう。

しかし、その一方で、最先端の医療をあざ笑うかのように進行してゆく難病が、現在も数多く存在しています。

私は医師として、これまで多くの患者さんを看取《みと》ってきました。普段、私たちは死のことを忘れて生活していますが、死はいつも私たちの隣り合わせにあり、誰《だれ》一人として死を免《まぬが》れることはできません。私たちは生まれたその瞬間より、死に向かって歩いていると言っても過言《かごん》ではないと思います。私たちは、人間の死に対してどのように向かい合えばよいのでしょうか。

この問題を考えるとき、私の心には、全身の機能が少しずつ低下してゆく進行性神経難病を抱《かか》えたある子どもとそのお母さんとの出会いが思い起こされます。その事例を紹介しながら、いかに死に向かい合えばよいかについて見つめてみたいと思います。

＊

山田高志《たかし》君は、一九九八年九月（初診時、一歳八カ月）、機能訓練を目的に私の外来を受診《じゅしん》されました。高志君は、ニューロナルセロイドリポフスチノーシスという、遺伝性、進行性の神経難病です。お兄さんも同じ病気で、一歳過ぎに発病し、十歳のときに死亡しています。高志君も一歳六カ月のとき、直腸粘膜生検《ちょくちょうねんまくせいけん》でリポフスチン、セロイドの沈着《ちんちゃく》が認められ、お兄さんと同じ病気と診断されました。

初診時は、言葉はしゃべることはできませんでしたが、四つんばい移動で、つかまり立ちも可能でした。しかし、病気は徐々に進行してゆきました。二歳七カ月よりてんかん発作が現れ、三歳六カ月では座位《ざい》を保つことが困難となって寝たきり状態となり、視力も著《いちじる》しく低下しました。

その後、二〇〇三年四月に養護学校一年生に入学されましたが、現在は、手足が硬《かた》く、ほとんど自分で動かすことができなくなってきています。

以下、お母さんからのお手紙をご紹介します。


「高志がお世話になって、もう五年半の月日が経《た》ちました。本当にあっという間のことです。高志の話をするには、今は亡き兄、広之《ひろゆき》のこともお話ししなくてはなりません。兄の広之は生まれたときは、三八二〇グラムの元気な男の子で、とても障害を持って生まれてきたようには見えませんでした。成長も普通で丸々太った元気な子でした。『あれっ』と思ったのは、一歳半を過ぎても一人歩きができず、市の検診で『一度病院で見てもらったら』と言われたときです。それからは、大学病院でお世話になりましたが、検査をしてもなかなか病気が分からず、その間に伝い歩きもできなくなりました。

三歳になったとき、市立の肢体《したい》不自由児通園《つうえん》施設を紹介されました。施設には広之より重度のお子さんもいて、私も初めて目にする訓練や療育活動に驚きました。お友だちが自分の目標に向かって頑張《がんば》っている姿を見たりして、広之もいつかは歩けるようになると思っていました。しかし、その年の秋にはてんかん発作《ほっさ》という考えもしなかったことが起こりました。治療を始めましたが、抗《こう》てんかん薬が合わず、発作をなかなかコントロールできませんでした。てんかん発作が始まると、あっという間に寝たきりになってしまったのです。

どんどん低下してゆく広之の体の機能を見ながら、『なんで私の子どもがこんなふうになってしまったのか』『これからどう育てていったらよいのか』と、とても不安になりました。そのたびに、病院や通園施設の先生方、またお友だちのお母さん方に励《はげ》まされました。そして、広之にとって毎日がどんなに貴重であるかという想いになれました。当時知り合えた、同じような障害を抱える子どもの親御さんたちは、今でも何でも打ち明けられるかけがえのない友で、私の大切な財産です。

十歳で亡くなった広之の人生ですが、毎日私の腕の中にいた感触《かんしょく》は忘れられません。親として、どんなに尽《つ》くしても尽くし足りるものではありませんでしたが、養護学校の先生や級友たちの中で、楽しい学校生活を送れたことが幸せだったと思っています。

広之が亡くなり、病理解剖の結果、遺伝性の神経難病と分かったときは、すでに高志がお腹《なか》にいました。妊娠九カ月のとき、高志は軽度新生児仮死で生まれましたが、一カ月半で元気に産院を退院できました。『せめてこの子だけは、どうか元気に育ってほしい』と思いましたが、高志も検査結果や発育・発達が広之と同じ経過をたどってゆきました。

治療法のない同じ難病を持って生まれたと分かったときには、正直なところ『また……』という想いが出てきました。兄のこともあり、病気のことを少しは分かっているつもりでした。でも、兄はおとなしい性格だったのか、あまりワガママも言わなかったのですが、高志は我《が》が強いというか、なかなか泣きやんでくれないときがよくありました。泣いて訴《うった》える高志を前にして、『親なのに、なんで私は分かってあげられないのか……』と、情けなくなってしまうこともあります。

そんなとき、許斐《このみ》先生が、『お母さん、高志君は何でもよく分かっているんですよ。愚痴《ぐち》をこぼすより、楽しい話をしてあげましょうね』とおっしゃったときには、胸をつかれる想いでした。障害の「ある・なし」にかかわらず、親になることは大変なことだとつくづく思いました。

今、高志には一生懸命《いっしょうけんめい》診《み》て下さる先生方がいます。障害に向かって頑張っている通園施設のお友だち、お母さん方、兄のときにはなかった病院での訓練があります。本当に心強いかぎりです。高志の体は徐々に大変になってゆきます。皆さんに見守られながら、『頑張れば、まだできることがある……』。それが私たち親子の、毎日の励《はげ》みです。

高志も二〇〇三年四月から一年生に入学しました。毎日、学校で新しい出会いを頂いています。悩んだりクヨクヨすることもあると思いますが、私自身、いつも大らかに高志を受けとめてゆきたいと思っています。そして、高志に関わってくださるすべての方に感謝していきます。これからもよろしくお願いいたします」

広之君と高志君の病の苦しみ、そして徐々に衰《おとろ》え、死んでゆく幼い子どもたちを、ただじっと見送らなければならないご両親の嘆《なげ》きや悲しみ、無力感や絶望感を想うと、その重さに私も胸がつぶれる想いです。

しかし、たとえ限られた時間しか残されていなくとも、深い感謝を持って精いっぱい毎日を生きていらっしゃるお母さんと高志君の周囲には、不思議な安らぎが満ちているのを感じます。私自身、お母さんを励ますつもりが、その気高《けだか》いお気持ちに逆に励まされてもいます。

不治《ふち》の病を宣告されたお子さんを抱えるお母さんに、私は心から語りかけたいと思います。

「絶望的と思える事態を前にしても、決してそこから目をそらさないでください。正面から死と向かい合い、今できることに全力を尽くしてください。そして、そのときに心に訪れてくる想いを大切に育んでください。その中で育まれた想いはきっとあなたを輝《かがや》かせてくれるとともに、周囲をも照らしてゆくと信じています」

子どもたちの死に遭遇《そうぐう》したとき、無力感や絶望感と同時に、私はいつも心の奥底より「この子を守りたかった」「癒《いや》したかった」「もっと私にできることをしてあげたかった」との強い想いが湧《わ》き上がってくるのを感じます。そしてまた、亡くなっていった一人ひとりを心に思い浮かべたとき、在《あ》りし日のその方との思い出が走馬灯《そうまとう》のようによみがえり、かけがえのない出会いの大切さ、いのちの尊《とうと》さ、生かされていたことへの感謝で胸がいっぱいになります。人生の時が限られていることは、私たちに生きることの切実《せつじつ》さを教えてくれているのではないでしょうか。

そして、身近な人の死は、私たちも「同じく死にゆく存在」であり、そのことを最も大切な原点として「一人の人間として生きること」を教えているように思えてなりません。同時に、これはとても不思議な感覚ですが、私たちは皆、肉体を超えて滅《ほろ》びることのない魂存在であることが感じられ、人間や宇宙・自然を生かし支えている「大いなる存在」への限りない郷愁《きょうしゅう》が呼び覚《さ》まされます。そして、その「大いなる存在」にすべてを託《たく》して精いっぱい生きてゆくことが呼びかけられているように感じるのです。

たとえ病を「治《なお》す」ことができなくても、限られた時間、最期の最期まで、一人の人間として共に寄り添《そ》い、子どもやご両親の心を「癒す」ことに全力を尽くしたいといつも願っています。

おわりに

夜明け前、目を閉じて静寂《せいじゃく》の時間に身を委《ゆだ》ねていると、自分と世界が溶《と》け合うような不思議な感覚に誘《いざな》われます。

医師になって三十年――。とりわけ研究者より発達障害児医療の現場に入ってからの十四年間の歳月が懐《なつ》かしさとともに、走馬灯《そうまとう》のように胸をよぎります。

振り返れば、「患者さんの痛みに直接応《こた》えたい」という心の疼《うず》きに導かれるようにして歩んできた道でした。当初は、自分が何に苦しんでいるのかさえまったく分からないままに、もがき苦しんでいたように思います。

その私が、一九九六年十月、高橋佳子《けいこ》先生との出会いによって受けた衝撃《しょうげき》は、今でも昨日のことのように思い出すことができます。思えば、すべては八年前のその出会いから始まりました。以来、高橋先生は、私をずっと温かく見守り、様々な機会を通して導き続けてくださっています。今日まで育んでいただきましたこと、高橋先生に心より感謝申し上げます。

そうした支えを頂く中で、私自身が発達障害児医療の現場で体験した出会いの数々——。とりわけ現代医学の常識では計《はか》り知れないような病の回復を遂《と》げ、心の輝《かがや》きを取り戻して元気になってゆかれる子どもたちやお母さんの姿は、TL（トータルライフ）人間学がなければ、そして私個人の力を遥《はる》かに超えた「大いなる存在」の力がなければあり得なかったと信じています。その一端を、こうして一冊の本を通して、多くの方々にご紹介できますことは、何ものにも替え難《がた》い歓びです。

かつての私は、心に大きな空洞《くうどう》を抱《かか》え、他人に心を開くことができず孤独の中を彷徨《さまよ》っていました。いつも何かに追い立てられている感覚があり、何をやってもどんなに成功しても心が休まるときがありませんでした。いつも手応《てごた》えを求めて貪《むさぼ》り続けていました。

しかし、そんな私がTL人間学を学び、実践《じっせん》し、子どもたちとの出会いを重ねる中で、気がつくと心の空洞は癒《いや》され、何とも言えない自由な、清々《すがすが》しい気持ちに誘《いざな》われていました。発達障害児との医療実践で最も癒されたのは、私自身ではなかったかと思います。

これからも、命が続く限り、痛みを負った人々の心と身体が少しでも癒されますように、一心に歩んでゆきたいと願っています。

最後になりましたが、診療現場で出会いを頂いた多くの子どもたちやご両親、共に医療実践を行ってきた中川《なかがわ》の郷療育《さとりょういく》センター、東京小児療育病院のスタッフの皆さま、そして本書の執筆に際し、様々な助言を頂いたトータルライフクリニック本郷内科院長・馬渕茂樹氏に心より感謝申し上げます。

また、変わらぬ愛情を持って私を高橋先生とＴＬ人間学につなぎ続けてくれた亡き父・許斐博成《ひろしげ》、母・峯子《みねこ》に、そして、結婚以来二十七年間いつも傍《かたわ》らで支え続けてくれた妻、貞子《さだこ》に心より感謝いたします。

【主な参考文献】

高橋佳子『祈りのみち』三宝出版　1993年
高橋佳子『グランドチャレンジ』三宝出版　1998年
高橋佳子『千年の風』三宝出版　2000年
高橋佳子『新しい力』三宝出版　2001年
高橋佳子『「私が変わります」宣言』三宝出版　2002年
高橋佳子『人生で一番知りたかったこと』三宝出版　2003年
高橋佳子『いま一番解決したいこと』三宝出版　2004年
馬渕茂樹『21世紀の患者学』三宝出版　2001年
『トータルライフ医療学術論文集』第1巻第1号　1999年
トータルライフ総合事務局編『創世潮流』NO. 1　2001年
トータルライフ総合事務局編『TOTAL　LIFE：TL人間学実践企業・実践病院（クリニック）・実践ドクター紹介パンフレット』　2004年
竹下研三「発達障害児の疫学」有馬正高・黒川徹編『発達障害医学の進歩3』日本知的障害福祉連盟　1991年
黒川徹・平山義人・有馬正高編『重症心身障害医学：最近の進歩』日本知的障害福祉連盟　1999年
米国精神医学会（APA）／高橋三郎・大野裕・染矢俊幸訳『DSM-Ⅳ-TR精神疾患の分類と診断の手引』（新訂版）医学書院　2003年

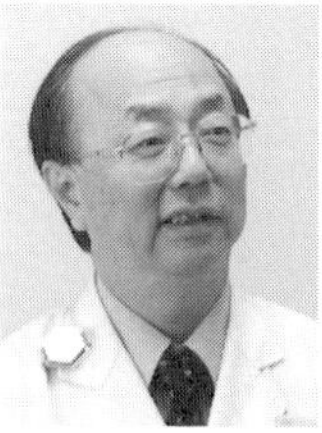

●著者プロフィール

許斐博史（このみひろし）

社会福祉法人東埼玉中川の郷療育センター施設長
（〒343-0116 埼玉県北葛飾郡松伏町大字下赤岩222番地
TEL. 048-992-2701）

1949年福岡県生まれ。1975年鳥取大学医学部卒業。3年間の小児科研修の後、東京医科歯科大学難治疾患研究所、ラットガーズ医科大学、ハーヴァード医科大学、国立精神・神経センター神経研究所などで、発達障害を起こす難病のタンパク質や遺伝子の研究に取り組む。1986年10月より国立精神・神経センター神経研究所疾病研究第二部第二研究室長として研究に従事。1991年3月、同神経研究所を辞し、生まれながらに発達の遅れを抱えた子どもたちのいる医療現場に赴く。1996年10月、TL人間学セミナーで高橋佳子氏に出会い、TL人間学に強い憧れを持って、TL人間学に基づく医療実践を始めた。2000年4月より重症心身障害児施設・中川の郷療育センターの施設長（院長）となり、現在に至る。医学博士。

生まれてきてくれてありがとう

発達障害児施設の現場から

2005年4月1日　初版第1刷発行
2018年10月24日　初版第6刷発行

著　者　許斐博史
発行者　仲澤　敏
発行所　三宝出版株式会社
〒111-0034　東京都台東区雷門2-3-10
電話　03-5828-0600
http://www.sampoh.co.jp/
印刷所　株式会社アクティブ

ISBN978-4-87928-047-3

装幀　今井宏明・三宅正志